U0148416

照顾爸妈，
这样做才安心

詹鼎正
著

李翠卿
访谈整理

中国轻工业出版社

图书在版编目（CIP）数据

照顾爸妈，这样做才安心 / 詹鼎正著；李翠卿访谈
整理 . — 北京：中国轻工业出版社，2024.1
ISBN 978-7-5184-4539-4

Ⅰ . ①照… Ⅱ . ①詹… ②李… Ⅲ . ①老年人—
保健—基本知识 Ⅳ . ① R161.7

中国国家版本馆 CIP 数据核字（2023）第 171698 号

责任编辑：何　花

文字编辑：瀚　文　　责任终审：劳国强　　整体设计：锋尚设计
策划编辑：何　花　　责任校对：朱燕春　　责任监印：张京华

出版发行：中国轻工业出版社（北京鲁谷东街5号，邮编：100040）
印　　刷：艺堂印刷（天津）有限公司
经　　销：各地新华书店
版　　次：2024年1月第1版第1次印刷
开　　本：710×1000　1/16　印张：14
字　　数：200千字
书　　号：ISBN 978-7-5184-4539-4　定价：69.80元
邮购电话：010-85119873
发行电话：010-85119832　010-85119912
网　　址：http://www.chlip.com.cn
Email：club@chlip.com.cn
如发现图书残缺请与我社邮购联系调换
230401S2X101ZYW

有温度的健康科普，有尊严的银发岁月

"一切事物缓缓地朝向老年……"（《逝去者》）当时间之箭历经幼年、少年和青壮年，不可逆转地直奔晚年，如日之低垂、暮色渐起，我们的身心将发生什么样的变化，我们该怎样破除对晚年的误解，用科学的态度认识老年，帮助父母不留遗憾地安然度过人生的最后阶段？

哲学家西塞罗曾分析老年，认为："老年之所以被认为不幸福有四个理由：第一，它使我们不能从事积极的工作；第二，它使身体衰弱；第三，它几乎剥夺了我们所有感官上的快乐……"《照顾爸妈，这样做才安心》这本书从老年医学的角度，用真挚朴素的语言，给予专业的科普建议，较好地解决了常见的老年不幸福的原因，内容涵盖医疗、保健和生活的方方面面，既有科学的深度，也有生活的广度，还有人性的温度，体贴入微，点滴入心。

《照顾爸妈，这样做才安心》由多年从事老年科工作的詹鼎正医生撰写，他向我们普及了步入老年，身心将会如何悄然变化，深切地指出：迎接银发岁月，最重要的不是如何"治病"，而是如何"医人"。全书满怀对人的关怀和尊重，将医学、保健、社会学和心理学融会贯通，致力于用科学提高晚年的整体生活品质，并充分尊重每一个个体的生命尊严。虽然青春小鸟一去不复返，衰老的进程无法逆转，但我们可以尽可能地了解晚年的真实状态，帮助父母有尊严地度过人生的最后一程。所以，这是一本高龄医学的科普书、一本调整老年生活方式的建议书，更是架设在长辈和晚辈之间的心灵桥梁。

本书内容丰富而专业，细腻而体贴。

首先，本书解惑了当下常见的13大照顾难题，比如选中医还是西医、要不要定期打疫苗、有没有必要吃保健食品、是在家养老还是去养老机构……这些几乎是每个家庭都会面临的现实问题，作者针对每个问题都给予了专业而中肯的建议，并建议把选择权交给长辈自己，因为每个人是自己生命的负责人。

其次，书中展现了身体衰老的种种变化以及应对之策。你会了解到身体组织、呼吸系统、神经系统、免疫系统、心血管系统、消化系统、眼睛、耳朵、嗅觉、味觉等会随着时间的流逝产生何种微妙的变化，坦然接受后，学习利用科学的研究成果和技术手段延缓衰老、保持健康，提高生活质量。

再次，书中介绍了日常的保健。涉及衣食住行，还包括如何量力而为、培养新的兴趣爱好，重新找寻生活的意义，从身体到心灵都能产生价值感。作者尊重个体的差异，同时潜移默化地传递了现代观念：活得快乐最重要，无论多大年龄的老年人，只要健康，年轻时怎么过，老年就可以怎么过。比如，传统观念认为老年人应该吃软烂的食物，但是这样的食物实在让人没食欲，所以只要老年人健康，不必刻意忌口。

然后，书中还有18种常见老年病的监控和治疗。针对一些慢性病，作者提出了人性化的建议，认为老年人应在健康数据和生活愉悦感之间取得平衡。

最后，作者恳切地建议，晚辈可以找合适的时间与长辈谈谈预立医疗决定，通俗地说就是"要不要抢救""能接受什么样的抢救措施"。如果儿女跟父母早就有充分的讨论，最后时刻就不会手忙脚乱、心乱如麻，而是尊重老年人的心愿，让他们了无遗憾地撒手尘寰。

本书破除了很多传统的观念，帮助读者走出误区。比如人们通常认为喝牛奶可以补钙，但是很多人的牛奶饮用量是远远不够的，所以作者建议食用生乳做的天然奶酪片。再比如，人们通常认为老了就会"痴呆"，但其实并非如此，痴呆不是正常的老化，而是疾病，需要干预。

作者的建议细致、专业而全面，语言朴素无华、生动亲切、娓娓道来，字里行间透露着对长辈的人文关怀。比如很多老年人担心失眠，他幽默真切地说："睡眠时间缩短是自然的老化现象，而且有时候并不是失眠，而是身体觉得你睡够了，不必执着于一天一定要睡满8小时。"有些老年人喜欢服用保健品，他说如果这些保健品的作用"不痛不痒"，老年人坚持吃，子女也不必泼冷水。除此之外，作者也表现出对照顾者的心理关怀。照顾者们长期照顾卧床或者失智的长辈，心理负担是非常大的，在巨大的压力之下，有一半的照顾者会出现抑郁的症状，而这又常常被人们忽视。因此他专门提到，照顾者也要多关心自己，必要的话可以寻求一些专业的协助，以减轻心理负担。

在阅读《照顾爸妈，这样做才安心》这本书的过程中，我时常心潮澎湃，为之动容。因为父母的今天，就是我们即将到来的明天。西塞罗在《论老年》中写道："我追随'自然'这个最好的向导……既然她已经把人生戏剧的其余部分写得有声有色，在写最后一幕时她是绝不会像某些懒懒散散的诗人那样随随便便、漫不经心的。"如何阅读人生这本书最后的章节，如何接受生命这份珍贵而独一无二的"礼物"？我想，这需要有科学的知识、理性的态度。所有的恐惧都来自无知，唯有学习科学知识、更新陈旧的观念，才能更好地理解、帮助父母，也才能更好地了解自身，无惧地面对银发岁月。

高级编辑、北京金牌阅读推广人

李峥嵘

丽似夏花，美如秋叶

我常觉得老年科的医生有点像侦探。

年轻人很少多种疾病共存，但多数老年人"症状"很多，而引起这些毛病的原因各种各样，有可能是心血管问题，也有可能是呼吸道问题，甚至其他奇怪问题。有些老年人健忘或有些糊涂，自己也说不清楚，我们必须像柯南一样，抽丝剥茧，找出疾病的真正症结。

所以我们老年科看诊，很难像有些科室那样，3分钟就换下一位，我们得花比较多的时间循循善诱，遇到一些"老小孩"，还得软硬兼施或跟他们"搏感情"，才能让他们把医生的话听进去。

虽说整个看诊过程似乎有些缺乏"效率"，有时还会鸡同鸭讲，但我个人乐在其中。能够为那些已经奉献大半岁月给家庭、社会的长辈们服务，帮助他们在晚年过得更舒服自在，我深感荣幸。

十几年前，我在美国攻读老年医学时，就发现这门学问最关切的并不是如何"治病"，而是如何"医人"。

当然，作为医生，为患者解除病痛我们责无旁贷，但是老年医学这个领域更讲究"整体医疗"。

也就是说，我们不是从个别疾病的角度来看待眼前这个"个案"，而是希望能通过全面评估，考虑到老年人的生活功能，身心及社会层面。我们不只是治疗疾病，更希望能顾全其生活品质，甚至是生命尊严。

与其说我们在治疗老年病，不如说我们在帮助长辈尽量不要生病，或是至少别让小病变成大病。衰老虽然无法逆转，但是我们希望通过早期诊断、早期治疗，控制慢性病，以及培养健康的生活习惯，尽可能延长老年人行动自如、生活自理的岁月，这不仅能够惠及患者个体，也能帮助国家节省巨额的社会成本。

跟其他以病症治疗为主的科室相比，老年科还有一个特色是：对生命进程的关注。我想我们可能是最常跟患者讨论生死议题的科室，诚如泰戈尔的不朽诗句："生如夏花之绚烂，死如秋叶之静美"。我们希望患者即使在晚年，还是可以活得美好、灿烂，而在生命谢幕前，也能有所准备，并有尊严地走完人生旅程。

这本书，除了告诉大家老龄化是怎么一回事，并提供一些方法，帮助读者能更好地照顾家中长辈，让长辈能够享有一个康乐晚年；此外，也希望能帮助年轻读者预先建立一些高龄医学观念，将来能够更积极地面对自己的老龄化。

我们无法阻止"变老"这件事，但我相信，每个人都能够通过合理的自我照顾，以及人际关系的支持关怀，老得有活力、有创造力、有智慧、有尊严，让老年不是多病多痛的风中残烛，而是成熟、圆满、喜乐的银发岁月。

衷心希望这本书能够帮助更多有需要的读者。

目录

PART

I

照顾爸妈的13大难题

PART

II

我们是怎么变老的

PART

III

银发族日常保健

PART

IV

18种老年常见疾病

照顾爸妈的
13大难题

Q1. 喜欢"逛"医院，吃药当补品

常"逛"医院的老年人有两种：一种是对疾病过度焦虑，只要一不对劲就超级紧张，想直奔医院立刻处理问题；或是明明没什么大碍，却一天到晚担忧自己是不是得了不治之症。还有一种则真的是身体有疾病，可是不舒服的地方实在太多，心内科、内分泌科、消化科……一科科看下来，隔三岔五就要跑医院，每看一科假设平均开5粒药，看四科就是20粒药，晚辈看到难免担心：一次吃这么多药，这样好吗？

如果是前一种过度焦虑的状况，我建议去寻求精神科医生或心理咨询师的专业协助；如果是后一种状况，我建议把求医过程化繁为简，大部分的病都让同一位医生看，如此开药时也可视情况做整合，目标是用最少的药来治最多的病。

老年人因为身体的稳定性不如年轻时好，加上上了年纪以后，很多长辈身上都同时有好几种不同的慢性病，如果真的要按照症状一一挂号，可能就得看很多科室。像这种情况，正是高龄医学想要协助患者解决的问题。

老年科强调的重点是"整体医疗"，我们看的不是单一的"疾病"，而是"患者"，希望能够同时照顾到长辈的生理、心理甚至社会层面的需求。我们在处理老年人的多重疾病时，也会把患者的平均余命、身心状态、患者与家属对治疗方式的偏好、药物与药物之间的相互作用等因素考虑进去，为长辈做一个"定制化"的治疗计划。

由同一位医生看大部分的病，还有一个好处：方便每半年或一年，定期帮患者盘点过去吃的药，按照患者当前的需求予以增减，考量会比较全面。

有些长辈希望我帮他们"改"某个医生开的药，对此，我会诚恳地与其沟通，每位医生开药的逻辑未必相同，我不便去改其他医生开的药，若长辈希望由我来诊疗，最好绝大部分的药从我这里开，除非是有特殊限制，比如，有些药物规定就只能由神经科开，那另当别论。

有些长辈或许会问："不是每家医院都有老年科啊，我家附近的医院没有老年科，怎么办？"

其实，也不是非得要看老年科不可，只要尽可能让同一位医生照顾老年人大部分的疾病就好。若患者所在地区没有老年科，找内科医生也可以，只要受过内科基本训练的医生，都可以处理老年人常见的慢性病。重要的是，要找到一位自己可以信赖的医生，一来可避免奔波医院之苦，二来又可以得到整合性的治疗方案，这才是我所要强调的重点。

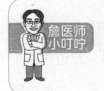

建议尽可能让同一位医生照顾老年人大部分的疾病，一来可避免奔波医院之苦，二来又可以得到整合性的治疗方案，同时照顾到长辈的生理、心理甚至社会层面的需求。

Q2. 中医、西医哪个好？可以同时吃中药和西药吗

老年人对中药有种特别的信仰，身体不舒服，经常会去找中医"调理"或"调养"一下。尽管我自己接受的是西医训练，但我个人并不否定中医的功效，若患者看中医，病情得以控制，那也很好，不管黑猫白猫，能抓老鼠的都是好猫。

但我真的不赞成患者中西药一起吃。很多患者说："我知道啊，我没有一起吃，我隔2小时以上才吃。"我所谓的"不要一起吃"，不是间隔2小时以上吃就行，而是尽可能避免在同一个治疗期间中西药并用。

因为西药要在体内达到一个平衡点，通常要经历5个半衰期[1]。举例来说，假设一个药物的半衰期是10小时，要吃5次，药物才会在血液里维持一个平衡的浓度，并开始持续发挥作用。

---

1 半衰期：指药物经吸收以后，在血液里达到最高浓度，经代谢以后，浓度下降到原本一半所需的时间。

　　不同的药物可能会在身体里产生相互作用，这些相互作用绝不仅在胃里发生，还有可能在血液里发生，而且要经过一定的半衰期才会代谢掉，问题是，现在没有大规模的研究告诉我们，到底哪种中药跟哪种西药一起吃会有相互作用。所以，保守一点的做法就是：要么都吃中药，要么都吃西药，以降低两类药物"打架"的风险。

　　至于到底是看中医比较好，还是看西医比较好呢？这个我不敢说得太绝对，但不管是看中医或西医，重点都是这个治疗能不能改善病情？也就是说，要有个客观数据可以监测。比如，治疗后糖尿病患者的糖化血红蛋白（HbA1c）数值能否下降？高血压患者的血压能否降低？

　　但有时候比较尴尬的是，患者看中医看了很久，数值没有改善，中医告诉患者，这个过程是在"调体质"，那到底该怎么办？

　　我真的不是反对看中医，但有些慢性病如糖尿病，如果不好好处理，之后可能会引发许多患者绝对不想遇到的麻烦事，比如肾脏病变、视网膜病变等，不可不慎。之前有个患者告诉我，他本来想靠中医控制血糖，可是几个月下来，一量空腹血糖值，冲到22毫摩／升（mmol/L，正常值应该小于6.1毫摩／升），糖化血红蛋白则从9%变成12%（理想值是小于6.5%），这意味着之前的治疗效果并不是很好，像这种情况我就会告诉患者，还是接受正规的西医治疗比较好。

另外，要反复叮咛的是：千万别随便找一些来路不明的偏方草药，这些偏方疗效不明，甚至可能含有毒性，最后养生不成反伤身。

我不大赞成同时吃中西药，不同的药物可能在身体里产生相互作用，而且千万不可找偏方草药来喝，免得养生不成反伤身。

Q3. 老年人应该定期打疫苗吗

有些老年人对打疫苗这件事很抗拒，觉得接种疫苗是一件危险的事，生怕原本好端端的，打了针以后反而出问题；也有些人是懒得打，觉得自己很硬朗，应该不会那么"倒霉"。

站在预防医学的角度，我奉劝老年人，疫苗还是需要接种的。

以流感为例，因为老年人免疫力比较弱，万一罹患流感，可能会引发严重的并发症，所以最好还是能在流感高峰前就做好准备，尽可能避免罹患流感。

因为每年流行的病毒株可能不大一样，所以必须每年接种一次不同抗原成分的疫苗。一般的流感疫苗是3价疫苗，根据世界卫生组织对当年度流感的预测，包含三种不同的病毒株，如果民众希望疫苗保护力更广，可以接种含有四种病毒株的4价疫苗。

除了流感疫苗，我诚恳建议老年人去接种肺炎疫苗和带状疱疹疫苗。

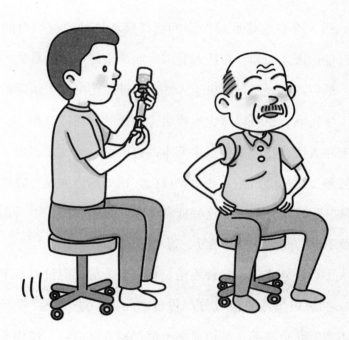

　　目前肺炎疫苗主要有两种：肺炎球菌多糖疫苗（俗称的23价肺炎疫苗）以及肺炎球菌结合疫苗（俗称的13价肺炎疫苗）。这两种疫苗的作用方式不大一样，前者激活的是B淋巴细胞，保护力有5～10年；后者激活的则是T细胞，效果较持久，虽然13价疫苗涵盖的保护范围没有23价的种类多，但也已经涵盖最常致病的13种肺炎链球菌了。

　　老年人因为免疫力比较弱，罹患带状疱疹的概率远比年轻人高，虽说带状疱疹并不是什么严重的致命疾病，但麻烦的是，许多患者在带状疱疹痊愈以后，会有疱疹后神经痛的后遗症。这种痛持续时间可长可短，疼痛程度也因人而异，有些人会因疼痛严重影响生活品质。

因此，最好的方式还是防患于未然，接种疫苗可以大幅降低染病概率，即便不幸得病，也可以减少疱疹后神经痛的后遗症概率。

有些老年人因为担心不良反应而不敢打疫苗，其实是多虑了。的确有少数人接种疫苗后会产生一些不良反应，比如肌肉酸痛、轻微的局部红肿或硬块、轻度发热等，但这些症状多半只是暂时的，不必担心，除非出现持续不退的高热，合并抽筋，需要尽快送医。

对绝大多数长辈来说，接种疫苗是相当安全的，但针对有下列状况的老年人，如对鸡蛋或疫苗成分严重过敏的人、过去注射曾有不良反应，或是本身有免疫缺陷（如白血病、淋巴瘤、艾滋病、使用免疫抑制剂）的人，在接种疫苗前，最好还是跟医生讨论评估。

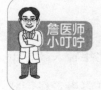

詹医师小叮咛

对绝大多数长辈来说，接种疫苗是相当安全的，可以大幅降低染病的概率，接种就有保护力。

Q4. 吃药很随意，想到才吃、想吃就吃

　　关于吃药，老年人的"状况"特别多，最常见的是忘记吃药，还有人会不按医嘱，自己随意决定要不要吃，或是自作主张吃家人的药。还有一些老年人则会特别纠结吃药的"时机"：到底要饭后还是饭前吃？万一错过没吃，该不该"补吃"？

　　首先，针对忘记吃药的问题，我建议老年人养成固定时间服药的习惯，不妨购买小药盒，很多药盒还会印上星期几、早中晚等标记，使用这种小药盒可避免自己忘记到底吃过药了没有。如果老年人有智能手机，可以下载提醒服药的App，也是避免忘记吃药的好工具。

　　至于饭前吃还是饭后吃，说真的，不是什么太大的问题。绝大多数的药物，只要遵守一天服用次数以及剂量，饭前吃或饭后吃效果其实没什么差别，只要患者规律服药就好，不必太纠结饭前或饭后吃，最重要的是规律服药。

　　但是有些药物会刺激胃肠道，若觉得空腹吃不舒服，建议选择饭后

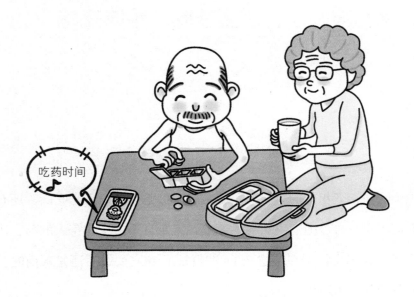

服用，不容易引起不适。当然，少数的药物因其特性，一定要饭前或饭后吃，那么医生通常会特别提醒。

　　万一忘了吃，到底要不要补吃呢？那得看延迟了多久，倘若只有1~2小时，就可以补吃；但如果是早晚都该服用的，早上漏吃，到了傍晚才想起来，那就不要再补吃了，短时间内吃2次药，负担还是太重了。

　　比较麻烦的用药问题是"自己当医生"，不少老年人会不遵医嘱，自己调整药量。有些药像感冒药，没有症状就可以不用再吃，但有些药如抗生素，则不宜自行停药，一定要"吃好吃满"才行，或许服用一两天后，症状已经缓解，但如果此时贸然停药，细菌可能会反扑，再次造成感染或是引起耐药性。此外，抗抑郁药也不宜自行停药，一方面可能会影响疗效，另一方面突然停药也可能会出现戒断症状。所以一定要跟医生讨论后再调整药量。

还有一种"自己当医生"的状况是：一人拿药全家吃，觉得症状差不多，就"互通有无"。我之前有个老年女性患者，看诊时提到在吃安眠药。我有点纳闷："你怎么会有安眠药，是谁开给你的?"她才不好意思地说："我是吃我老公的……"

奉劝各位长辈，每个人的状况不同，若觉得身体不舒服，应该去看医生，让专业的人来，真的不要自作主张吃家人的药，吃了没事倒也罢了，万一吃出问题，后果可大可小。而且同样的症状，有可能出自两种不同的疾病，若是自己服药缓解症状后就没继续追究，有可能因此错失诊断出真正症结的机会。

服用抗生素不宜自行停药，一定要"吃好吃满"，贸然停药，细菌可能会反扑，或引起耐药性。

Q5. 血压、血糖飙升，要马上就医吗

如果长辈本来就有高血压或糖尿病，一时的血压或血糖升高，倒不必那么担心，比起血糖或血压太高，更应担心的是低血糖或低血压。

血压太低会引起晕眩甚至休克，如果平常血压都是一百多（毫米汞柱），突然有一天变成七八十（毫米汞柱），一定要赶快去看医生。血糖也是一样，高血糖固然不好，但低血糖"立即的"风险更大，血糖太低会导致昏迷，严重的话可能危及性命。当血糖下降到3.9毫摩／升以下，就要赶紧吃颗糖把血糖拉上去，要是一直低血糖或患者出现意识模糊，就要赶紧送医。

有人会问："那送医到底应该看门诊，还是直接挂急诊?"

如果只是自己在家里量出血压飙到180毫米汞柱（mmHg），或是血糖飙到11毫摩／升，通常并不会有立即的危险，可以按一般程序挂门诊。

但如果长辈有低血糖、低血压、高热、神志改变、使不上力、话讲

不出来等症状，则千万不要傻傻等门诊，而要马上挂急诊。因为老年人的病情瞬息万变，病情很有可能突然急转直下，万万拖不得。

十年前，我外婆还在世时，有一天下午两点，我妈妈打电话给我，说外婆觉得冷，到下午四点，体温已经达到39℃，等到晚上七点，申请到病床送到医院，外婆血压只剩下70mmHg，而她平常可是有高血压的，却在短短几个钟头内病情骤变，到了休克的地步。

所以我常会提醒家属，若觉得长辈不对劲，应该立刻挂急诊，而不是挂门诊。门诊有可能要等很久，在这段时间，长辈的状况有可能产生很大变化，万一错过抢救的黄金期，很可能造成终身遗憾。

老年科很多医生都遇过这样的情形：患者挂了号，但还没等到看医生，就已经走了。我自己也有这样的经验，一位高龄患者坐在候诊区等着看诊，等着等着就不动了，周围的人还以为她是睡着了，直到护士出来叫号时，才发现她已经过世了。

所以，老年人身体若突然有异样，真的宁可慎重一点，也不要掉以轻心。

詹医师小叮咛

如果长辈有低血糖、低血压、高热、神志改变、使不上力、话讲不出来等症状，就要赶紧送急诊，万万拖不得。

Q6. "佝偻"是正常的吗

很多老年人上了年纪以后，身高就会缩水，或是驼背，有些长辈觉得反正人老了就是这样，不以为意，就这样放任不管。

但其实佝偻可能是因为骨质变差。人的脊柱由椎骨和椎间盘一个接一个相连而成，支撑身体大部分的重量。若骨质流失严重，会使脊柱的空洞变多、结构变差，从而被体重越压越扁，变形到一定程度时，就会产生驼背、身高变矮的问题，称之为压缩性骨折。

虽说人的身高往往会随年龄增长而略有缩水，但很明显的佝偻绝不是正常现象。如果老年人骨质维持得够好，基本上是不会有佝偻的问题。

若怀疑长辈有骨质疏松，不应忽视，必须就医治疗，因为骨质好坏对晚年的生活品质影响很大，骨质差的老年人可能只是咳嗽、打喷嚏、弯腰拿东西，用力一下，脊柱就压缩性骨折变扁了。

那有哪些需要注意的变化？如果老年人身高比年轻时低3厘米，必须提高警觉。

此外，也可以让长辈背部贴着墙站立，测量头枕部（就是后脑勺）与墙壁的距离。正常来说，后脑勺应该可以贴着墙，但是如果有驼背现象，就无法贴墙，如果墙壁跟头枕部的间距超过3厘米，就要怀疑是否有异常。

还有一种在家也可以简单测试的方法是：测量肋骨下缘跟骨盆的间距。把手放在长辈肋骨最下缘，用指宽来测量从肋骨下缘到骨盆的间距，正常人应该要有二三指宽，或是大于5厘米，但有骨质疏松的老年人，由于脊柱被压扁，这个间距就会变小，如果小于一指幅宽（约2厘米），恐怕就有脊柱异常的问题。

我之前有个高龄女性患者，驼背得很厉害，身高也变矮很多，时不时还会觉得背痛，拍了脊柱X光片，才发现好几节脊椎都有压缩性骨折。

有佝偻问题的老年人应该到医院拍脊柱X光片、做骨密度检测，如果确诊，应接受骨质疏松的治疗，以控制病情。要特别注意的是，一定要

"保骨防跌"，骨头脆弱的老年人若是跌倒，绝对不是闹着玩的，很有可能会造成严重的后遗症。

而还没有佝偻问题的老年人，也应该预防重于治疗，平时多摄取含钙量高的食物（理想补钙方式，详见"骨质疏松"小节）、适度日晒与运动，就算已经不再年轻，也要做个腰背挺直、精神抖擞的潇洒银发族。

Q7. 老年人需要减肥吗

　　年轻人在意体形，中老年人怕"三高"缠身，几乎所有人都把"胖"视为美丽或健康的"头号大敌"。

　　但是，对于65岁以上的老年人来说，真的不必刻意减肥。事实上，"圆乎乎"的老年人反而可能比"干巴瘦"的老年人活得好、活得久。

　　我们一般会建议将BMI（Body Mass Index，身体质量指数），即体重（千克）／身高（米）的平方，维持在18.5～24，BMI如果低于18.5，即是过瘦，高于24，则是超重、肥胖。

　　对青壮年（15～64岁）来说，BMI介于18.5～24，死亡率低。举例来说，160厘米，体重介于47.4～61.4千克的青壮年，死亡率低。

　　但是，对老年人来说，死亡率低的BMI区间则是27～30，以身高160厘米举例来说，体重范围是69.1～76.8千克。

　　比起体重超标，我们做医生的反而担心老年人体重过轻。因为过瘦比过胖危险大，特别是短期内急速变瘦，更是一个不可忽视的信号，有可能是疾病或营养不良的结果，这会导致生活能力下降，甚至提高死亡风险。

当然，体重过重也并非好事，肥胖会增加心血管疾病或内分泌疾病的风险，此外，也会增加膝关节的负担。除非高龄者的肥胖问题已经影响其生活，比如胖到走路会喘、膝关节负担太重、血糖居高不下、引起睡眠呼吸暂停等，否则是没有必要特意减肥的。

不过必须强调，老年人虽然没有必要特意减肥，但这绝不意味着可以无限制增胖，最好还是能维持稳定的体重，若是过瘦，就该仔细寻找体重突然减轻的理由，有可能是吃得太少，或是疾病造成，这对老年人可能是健康威胁，一定要提高警觉。

至于体重稍微过重，则完全不必担心。就我的经验来看，老年人胖一点绝非坏事，看起来"肉肉"的老年人通常可是比"骨感"的老年人更健康。

詹医师
小叮咛　　体态圆乎乎的老年人，可能比干巴瘦的老年人活得好、活得久，除非高龄者的肥胖问题已经影响其健康及生活，否则没必要特意减肥。

Q8. 老年人不爱喝水怎么办

很多老年人不爱喝水，是因为上了年纪以后，身体的调节能力下降，口渴的感觉比较迟钝，不容易感到口渴，所以根本没想到要去喝水；另一些老年人则是因为担心尿频问题，避免喝太多水，省得一直跑厕所，或是因为吞咽功能不佳，喝水容易呛到，索性避免喝水。

针对健康的老年人，一般建议一天的饮水量是：每千克体重补水30毫升。举例来说，一位60千克的老年人，每天饮水量建议是1800毫升（包含来自食物的水分）。为了防止长辈因为忘记喝水导致慢性脱水，可以准备一个水壶，放在明显可见的地方，提醒长辈，不管自己是否感到口渴，每隔一段时间就该喝一点。若是怕夜里尿频打断睡眠，晚上可尽可能不喝太多水，避免影响睡眠品质。

不过要特别提醒的是，上述饮水量建议是针对健康的老年人；倘若老年人心脏或肾脏不好，饮水量反而应该适度控制。

为什么呢？因为心脏病患者若喝太多水，体液增加太多，会导致心脏负荷加重，可能会因此而心悸、呼吸困难，严重者会心力衰竭；而肾脏病患者则因为肾脏无法正常排出水分，如果不节制喝水，会引起水肿等问题，有这些疾病的老年人就不能喝太多水。

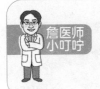

为了防止长辈忘记喝水导致慢性脱水，可准备一个水壶，放在明显可见的地方，提醒长辈，不管是否口渴，每隔一段时间就去喝一点。

Q9. 老年人有必要吃保健食品吗

　　有些老年人对维生素制剂等保健食品有种"迷之热爱"，认为吃保健食品是"有病治病，无病强身"。许多做儿女的，也会购买保健食品来孝敬长辈，期望长辈吃了能够延年益寿、长保健康。

　　若抱着"有病治病，无病强身"的期望去吃保健食品，有极大概率会落空；而且万一吃错或吃太多，非但不能治病或强身，搞不好还会伤身。

　　如果老年人日常三餐就已经能做到均衡饮食，说真的，其实并没有必要特别去吃营养补品或功能食品。截至今日，也没有一项坚实可靠的大规模试验报告可以证明，如果补充了某某营养品，就可以产生什么效果。

　　市面上的保健食品琳琅满目，在药房、超市可以轻易买到。很多保健食品都宣称有惊人的"疗效"，什么降血脂、降血糖、预防失智（也称痴呆）甚至预防癌症，讲得天花乱坠，有如仙丹。

但，真的是这样吗？

坊间千百种保健食品的原料、制作良莠不齐，有些甚至可以说是"来路不明"，还可能混有药品，老实说，吃这种保健食品的风险恐怕比吃药还高，起码药物都必须经过严格的试验才能上市，至少能确定服用后会有什么反应。

有些老年人可能会说："可是我买的保健食品不是杂牌的，我都是买有认证的大品牌。"但我还是想问一句："您真的有必要特别补充什么吗？"

如果老年人有病痛，最该做的事情是就医，而不是期望吃保健食品带来"疗效"，尤其有慢性病的老年人多半都须服药，万一保健食品跟药物产生相互作用，更是得不偿失。

如果老年人身体健康，最好的营养补充方式是均衡饮食，吃真正的食物就够了，养分容易吸收，也比较安全，大可不必去花这笔冤枉钱。

而且有些保健食品吃多了，还会造成不必要的健康风险。就拿维生素E和β-胡萝卜素（维生素A的前体物质）来说好了，以前大家都认为维生素E有助于预防心脏病，β-胡萝卜素则可以预防癌症，但后来的研究显示，维生素E和β-胡萝卜素并没有这种"神效"，维生素E吃太多，反而会增加心血管疾病风险，β-胡萝卜素就更令人惊讶了，甚至可能会增加肺癌风险。

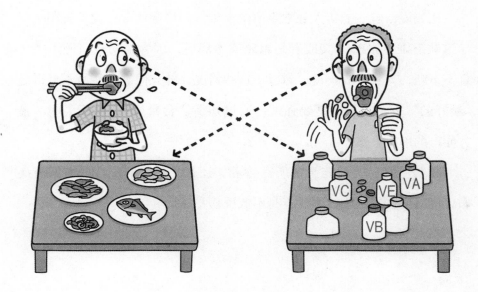

很多人认为吃维生素C可以治疗或预防感冒，但后来的研究也已经打破了这种说法，维生素C吃得太多可能会增加结石风险。而常被用来"养骨"的钙片，吃太多也会导致便秘。至于被大家吹捧为可以预防失智的银杏，目前也没有任何实证研究证明这一点。

老年人可能会问我："詹医师，那你是'反对'吃保健食品?"

我得澄清一下，我不是反对，而是要看吃保健食品的理由是什么。假设存在营养缺乏的情况，吃保健食品来"补不足"，我绝不反对。

　　比如说，有些老年人日常生活中很难做到均衡饮食，或者长期吃素导致缺乏维生素B_{12}，又或者是患癌或生病后，因为虚弱或口腔不适，食不下咽，导致营养不良，像以上这些情况，补充保健食品虽不见得是"最好的"方法（我还是要强调：通过均衡饮食最好），但不失为"最方便"的解决方案。

　　总归一句：要补充身体所需营养，还是"天然的"好！如果有疾病，记得要去看医生，不要养身不成反伤身。

詹医师
小叮咛

保健食品万一吃错或吃太多，非但不能治病或强身，搞不好还会伤身。如果老年人日常三餐已做到均衡饮食，其实没必要特别补充保健食品。

Q10. 应该让爸妈在家养老，还是送到养老机构

这个问题并没有标准答案，要看长辈的健康状况、意愿，以及家庭的经济状况而定。倘若长辈健康状况还行，在家养老就可以了，除非他自己很想去养老院，那另当别论。

有一些老年人觉得跟子女或儿媳妇、女婿一起住很不自在，加上本身也喜欢呼朋引伴，他们可能会觉得住养老院还不错。养老院通常是提供给行动能自理的老年人住的，不少养老院环境优美，并提供丰富的课程与休闲活动，又有许多同侪作伴，三餐的问题也不必烦恼，有些还有医生、护理人员定期驻诊，对一些老年人来说，说不定比在家养老还惬意。

不过，想住养老院，得考虑费用问题。入住需要先缴一笔金额不小的保证金，入住后，一个月的费用也不少，若钱包"太浅"，恐怕难以负担。如果经济负担得起，在养老院养老确实是不错的选择，现在愿意

住养老院的老年人其实还挺多的，只要长辈快乐，子女也不必拘泥于一定要在家养老才是孝顺的传统观念。

而没办法自理、需长期照顾的老年人，若无法在家养老，则可以选择医护机构或护理之家。基本上，这类机构也是一分钱一分货，选择时，我建议至少要挑选主管机关评鉴合格的，另外，一定要亲自去看现场环境再决定，避免把爸妈送进可能有问题的机构。

至于在家养老，又分是在谁的"家"。如果长辈身体还不错，其实他们大多愿意在老家生活，但要注意的是，倘若其中一方先离世，剩下的那位就算原本健康状况不错，之后可能也会出现变化，不可不慎。

因为两个人一起生活可以彼此照应，三餐也会比较讲究营养，但剩下一人独居时，可能会疏于照顾自己，甚至因为孤独而有抑郁等问题。所以针对独居长辈，子女应予以更多的关注，以免其健康状况下滑而无人知晓。

另一种在家养老，则是跟子女住在一起。有些老年人是一直住在同一个孩子家，有些则是轮转式居住，比如说，他们一共有四个孩子，一年就分春夏秋冬四季到不同的孩子家住。

不管是哪一种，只要协调好，让长辈得以安享晚年就行。不过，每一个家庭的状况不一样，我之前遇过好几个轮转式居住的例子，可能轮到某个孩子家时，老年人的健康状况突然"脱节"。

　　像我有个患者，她每次轮到去某个儿子家住的那段期间就会忘记来打治疗骨质疏松的针，需要我们的个案管理师提醒。也许她儿子分身乏术，有他自己的苦衷，但我个人建议，若采取轮转式居住，不管长辈轮到哪一个兄弟姐妹家，每个子女还是应该定期关心下他们，必要时互相帮衬，不能"转手"出去以后，就当作是其他手足的责任而不闻不问。

　　若长辈生活自理能力不好甚至失能，但又要选择在家养老，就得有人照顾，不管这个人是亲人或是护工。照顾生病的家人是一件负担不轻的事，尤其当家人失能时，照顾压力更大。我看过很多由亲人照顾的例子，最后都是由家里那个"产值"相对其他手足较低，或是没有结婚生子的那个人来负责，虽说是至亲，但照顾人毕竟是很辛苦的，如果手足又没有付出关心，很多时候，照顾者难免产生怨恨，或是心力交瘁而不堪重负。

小詹医师
小叮咛

独居老人可能疏于照顾自己，甚至因为孤独而有抑郁等问题，子女应更加关注他们，以免其健康状况下滑而无人知晓。

　　虽说清官难断家务事，每个家庭有自己难念的经，但我个人觉得，假设照顾长辈的重担落在其中一个手足身上时，其他兄弟姐妹若能在费用或以其他形式提供补偿，某种程度应该可以减轻不少主要照顾者的财务及心理负担。

　　若长辈几乎没有生活自理能力，请护工看护也是个居家照顾长辈的办法。

Q11. 要让爸妈知道他们自己的真实病况吗

当爸妈罹患比较难缠的病症时，到底要坦言相告，还是隐瞒，报喜不报忧呢？

会有这种顾虑，通常是癌症之类的重症，子女担心爸妈承受不起噩耗，所以踌躇不决是否该告诉他们。但是，我认为应该让患者本人知道自己的状况。

我们常有一个观念：小时候的各种健康决定，是父母帮孩子决定的，而年老了以后，则是子女帮父母作主。小孩子不懂事，缺乏自主性，由父母代为决定，完全合理；但一旦成人之后，应该是本人才有权利做自己的医疗决定，不过我们经常会有家庭成员替患者本人决定治疗方向的倾向，甚至患者的实际状况也由家人决定要不要让本人知晓。

我的住院医师训练是在美国完成的，西方医疗很强调患者的个人意愿，只要患者本身意识清楚，他自己才是决定自身疾病治疗方向的人，所有东西都要由患者亲签。这对我影响深远，基本上，只要患者问起，我一定据实相告，并且我也有义务跟患者讲清楚。

以前信息不太发达，人们也习惯老了以后就依赖子女；然而，现在的老年人自主性很强，八九十岁的老年人或许相对依赖子女一点，但六七十岁的老年人大多都还很精明，怎么可能瞒得住他们？

试想，每次来看医生，若长辈老是看到医生跟家属交换眼色，一直推托说："报告还没出来，还在确认中。"难道他们心里不会觉得这里一定有什么不对吗？而且，如果家属真的跟医生联手隐瞒，当病情一直不见好转时，患者也会怀疑是否是医生治疗不力，最后当本人发现真相时，打击更大，还不如一开始就诚实告知。

而且长辈其实大多对自己的身体也心里有数，即使刻意避重就轻，他们也会感觉到不对劲。到一定年纪，他们或多或少都已经有心理准备，对于一些不是很好的消息，早有接受现实的智慧，他们的心理素质不见得像子孙想象的那样脆弱。

小詹医师叮咛

长辈只要没有失智，脑筋还不糊涂，还是该让他们知道病情，毕竟他们才有权利做自己的医疗决定。

再说，以现在的医疗技术，即使是癌症，也有机会治愈或是长期控制，让长辈知道自己的身体状况，之后做任何治疗，他心里也会有所准备，不致因为不良反应而出现更多猜疑。

未来要做何种治疗，家族成员可以彼此讨论商量，但是只要长辈没有失智，脑筋还不糊涂，还是该让他们本人知道病情，毕竟只有本人才是自己生命的真正主人，让他们自己决定，才是真正的尊重。

Q12. 该陪同长辈就医吗

如果长辈身体还算健康，行动无碍，只是一般小病要看医生，或者只是慢性病要复诊拿药，让他自己就医是没有问题的。

但是，若长辈病情复杂、控制得不好；或是长辈认知功能退化，每次看完医生，回来都交代得不清不楚，听不懂或记不住医嘱，有些患者甚至一问三不知，完全搞不清楚自己为何要看医生："我儿子帮我挂的，我就来看了！"

像这些情况，就需要有人陪同，而且最好是同住者或比较了解长辈生活的照顾者。

陪同就医的目的在于把长辈目前的生活与身体状况跟医生汇报，同时也能了解目前的治疗目标、用药以及治疗效果。

在医院陪伴长辈就医的人，很多都是护工或保姆，这并没有什么不好，但是鉴于其细心程度、沟通能力存在差异，有些情况可能只是单纯送长辈来医院就诊，无法做到那么细致。

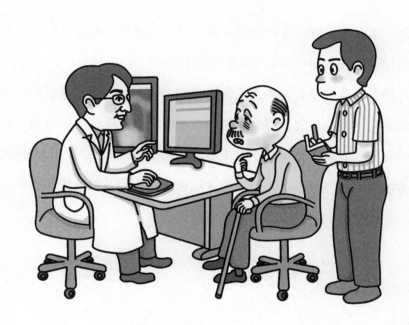

　　我建议，若长辈状况不稳定，护工或保姆又无法完全传达双方信息的情况下，做子女的最好能请假陪同长辈就医，同住者自然是最好，但就算平常没有一起住，起码沟通上也会比较顺利。

　　陪同就医可不是人到就好，而是要扮演好桥梁角色。有些信息应该事先准备好，包括了解长辈病史、记下长辈最近不舒服的症状、**目前服用的所有药物清单**（由于许多长辈有多种慢性病，为避免重复用药，这项工作务必充分落实）、各项检查报告的结果等，这样在就诊时，才能够让医生迅速掌握患者的问题。对于医生的解说，也应该细心记下，并询问用药的注意事项以及可能的不良反应等。

倘若长辈并没有请护工或保姆看护，子女又实在分身乏术，无法做到经常陪同看病，也没有合适的亲友可以帮忙，或许可以考虑花点钱请小时工陪长辈就医。但因小时工不了解长辈平常的状况，上面我提醒的那些准备工作一样不可省，如此才能够达到陪同就医的最佳效果。

詹医师小叮咛

陪同就医要扮演好桥梁角色，把长辈目前的生活与身体状况跟医生汇报，同时了解目前的治疗目标、用药及治疗效果。

Q13. 如何让保姆看护成为照顾长辈的好帮手

若父母年迈，生活能力明显下降，甚至难以自理，但子女又忙于工作，无法亲自照顾，就必须请保姆代劳。

可以根据家庭的经济情况选择不同级别的保姆。如果要求住在家里，费用可能更高。

有的家庭可能会请不止一位保姆。我有个事业有成的朋友，就请了两位保姆照顾他年迈的父亲，一位负责照顾起居，另一位则专门负责医疗。

但对于普罗大众来说，不大可能一个月花这么多钱在看护上，所以大多数家庭一般只请一位保姆，费用负担比较轻。

偶尔会有患者家属问我："要怎么样才能找到合适的看护者？"关于这个问题，我也没有答案，每个家庭都想找到沟通顺畅、聪明灵巧、细心体贴又安分守己的看护人员，但并不是人人都这么幸运，很多家庭还是得经过几番磨合，才能摸索出一套彼此都能接受的相处模式，甚至要"试错"更换好几次，才能找到合适的看护者。

　　由于更换保姆期间会有一段人力空窗期，这段时间就得找他人填补，对很多家庭来说，此时就会焦头烂额。

　　我外婆一百多岁才走，以前我家曾请过颇长一段时间的保姆，我有很多患者也是由保姆照顾，根据我个人经验和所见所闻，其实很多家属、受照顾者与看护者之间的紧张关系，都是因为沟通问题，若能够把这个环节处理好，就可以省去很多麻烦，让保姆成为照顾长辈的得力帮手。

　　以下几点，是我个人的一些建议。

❶ 交办事项要清楚

　　虽说保姆在工作前，都必须接受一段时间的沟通、照顾技巧等训练，但对于缺乏经验的人来说，短期培训恐怕不足以应付雇主所有的需求，在沟通上，有时候还是会出现"鸡同鸭讲"的窘况，雇主要耐心些，并给予清楚的指示。

　　什么叫作清楚的指示呢？例如，可以把每天需要完成的工作列成清单，甚至可以附上何时该执行工作的时刻表，方便照表执行。为了让保姆充分了解工作内容，可能的话，这份清单最好还能有图标，以降低发生误会的情况。

此外，雇主在交办看护事情时，除了语言沟通，最好也能亲自示范。例如，亲自操作家中电器以及各种设施，或示范自己希望保姆怎么帮长辈拍背、翻身、按摩等，虽然这个过程可能有点麻烦，但会比单纯用语言沟通清楚许多。

❷ 管理方式恩威并施

雇主一定要记住一点：保姆是帮手，而不是佣人。在沟通态度上，千万不要颐指气使，应该温和尊重。此外，雇主也不应抱着"捞本"的心态，压榨保姆，也要给对方休假或喘息的时间。

有些患者家属听朋友说，对保姆太好，会把她们"宠坏"，到时候反而会骑到雇主头上，很难使唤得动。

我说的"尊重"，并不是"宠"或一贯的温柔，而是将其当作是工作伙伴。

其实，这就好像职场上的众生相，面对工作，有人兢兢业业，有人浑水摸鱼，有人举一反三，有人则一拨一动。我在医院见过把老人晾在一旁，自顾自玩手机或跟其他保姆聊天聊到忘我的人，但也见过那种细心照顾，不断逗长辈开心，陪同看病时认真记录医嘱的保姆。

有些保姆有情有义，与被照顾者朝夕相处，发展出深厚的情谊，老人走的时候，保姆比家属哭得还伤心。如果有幸遇到这种真情相对的保姆，一定要好好珍惜。

面对悟性、性格不同的"员工"，作为管理者的雇主，最好能做到"恩威并施"，才能有效管理。

遇到被动或没眼力见儿的保姆，就要给予更详细清楚的指令，定下工作标准，当其做得不够好或犯错时，必须严肃郑重告诫，清楚提出自己的期望；如果保姆很尽责，表现很好，除了夸奖，最好偶尔也能给一些实质奖励。倘若长辈比较难相处，雇主也该给保姆一些鼓励和安慰，缓解其情绪压力。

❸ 有些事最好亲力亲为或反复确认

家属请保姆照顾老人，并不是从此就撒手不管，全部交给保姆，有些事情如给药，家属最好亲力亲为事先分好药，或是确认保姆是否真的已经充分了解，再安心交托。

为什么我会特别提这点？因为有些保姆的经验有限，或者语言沟通能力不强，万一没弄清楚，有时候会让患者陷入危险。我曾经给一位老年女性患者开抗凝药，这种抗凝药有两种：一种是5单位，另一种是1单位，起初我是开半颗5单位的，但因为看患者的数据降得有点多，我就改开两颗1单位的。

没想到后来一抽血，发现她的抗凝血指数竟然更不对劲了。细问发现，原来是保姆没听懂，竟然拿之前开的5单位的药一次给患者吃两颗！幸好发现得早，不然后果不堪设想。

所以，我建议像吃药这种事，家属最好能亲自确认下，如果长辈没法自己吃，家属可以去买那种分小格的药盒，把长辈要吃的药按星期几、早中晚分装好，以免发生错误。

总之，对待保姆，家属一定要有正确的观念：他们是来分摊子女的照顾工作，而不是来代替子女尽孝。作为子女，该给长辈的关怀仍然不可少。

**詹医师
小叮咛**　　若能够把沟通问题处理好，也许就可以让保姆成为照顾长辈的得力帮手，雇主要更有耐心，交办事项要清楚，而且要让保姆有休假或喘息的时间。

我们是
怎么变老的

人老了，通常会有什么变化

什么时候人开始进入"老年"？

常见的定义会告诉你：65岁以上就算是老年人，但这其实没有生理依据。"衰老"这件事，有极大的个体差异，有人七十多岁还到处旅游，但也有人才五十几岁就卧病在床。

因为基因、环境、生活习惯、疾病等因素，每个人衰老的速度也有很大差异，所以即使年龄差不多，但有些人颤颤巍巍、老态龙钟，有些人则仿佛是不老男神、冻龄女神，依然精力充沛，可以登山游园、跑马拉松，比年轻人还猛。

即使在同一个人身上，每个器官的衰老速度也不一样，有些器官退化得快，有些器官则几乎没有什么变化。

虽然衰老有极大的特异性，没有放诸四海而皆准的标准，但可以确定的是，人体各器官确实会随着年龄增长而逐渐老化，一旦遭遇外来挑战时，就不容易维持恒定，所以年龄越大，就越容易生病。据统计，八成的成年人没有任何慢性病，可是65岁以上的老年人中，却有三分之二有慢性病，八分之一的老年人甚至还有3种以上的慢性病。

　　在此我要郑重申明：疾病并不是衰老的一部分，而是因为人老了，身体储备量变低，当受到压力时，身体变得不稳定，或是功能减退，就像机器用久了难免会出问题，不可能像刚出厂时功能完善。

　　迎向银发岁月，到底会带来哪些变化呢？下面，我将针对一些常态性衰老的现象进行逐一解说。

身体组成：肥肉增多，肌肉变少

　　很多人年轻时怎么吃都不胖，但上了年纪以后，明明没有吃更多，不知道为什么却"天增岁月人增肉"，这是因为人的基础代谢率会随年龄增长而逐渐降低，每十年大约减低2%。

　　65岁以后，随着基础代谢率降低，热量需求只剩下年轻时的七成左右，所以即使饮食量没有变多，但因为消耗得慢，自然就会发福。

　　就算体重没多大变化，身体组成比例也和年轻时截然不同。有些老年人可能没变胖，但体形看起来却像早期好莱坞电影里的外星人，四肢瘦瘦的，肚子大大的，脂肪组织比例上升，非脂肪比例则下降，用大白话来说，就是"肥肉变多，瘦肉变少"。

人上了年纪以后，肌纤维数目和体积都会减少，从30岁到80岁，人体的肌肉质量大概会减少三分之一，40岁以后，肌肉量会以每十年减少8%的速度流失；70岁以后的流失速度更快，大约每十年减少15%，尤其以下肢近端的肌肉（大腿）影响最大。

当肌肉量减少，导致肌力下降，则可能罹患肌少症。肌少症最明显的症状就是肌力下降以及行动能力变差，例如，拧不动抹布或毛巾、从椅子上起身很吃力、走路速度变缓等。

目前针对肌少症并没有特效药，只能通过补充营养（比如多补充蛋白质）和适度运动的方式来改善，所以最好还是能在肌力丧失之前防患于未然。

就我的经验来说，有运动习惯的老年人，肌肉流失较少，当然，老年人整体的肌肉质量还是会下降，不能跟年轻时比，但是有运动习惯的老年人的肌肉质量肯定比不爱运动的老年人好。

小詹医师叮咛

人上了年纪以后，肌纤维数目和体积都会减少，肌肉量减少，可能会让行动能力变差，有运动习惯的老年人，肌肉流失会比较少。

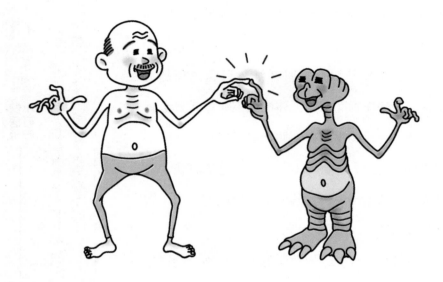

骨骼关节：骨质流失，软组织退化

大部分人从35岁起，骨质就会开始明显流失，且女性流失的速度比男性快。从40到80岁，男性的骨质会减少10%～15%，女性则会减少25%～30%。

女性本来就比男性骨质流失得快，停经后更显著。停经前，骨质每年会流失0.5%～1%，但是停经后，一年会掉3%左右，而且连续下降6～8年，才会逐渐稳定。

当骨质不足时，就很容易骨折。年轻人跌倒，爬起来拍拍灰又是一条好汉，通常不会有什么大碍，但老年人跌倒，可能一摔下去骨头就断了，有些老年人甚至只要打个喷嚏，"哈啾"一声，就会发生脊柱压缩性骨折。

而一些软组织，像是关节的韧带也会退化，造成结构松动，使关节不稳定。关节软骨退化，让骨头的间隙变窄，弹性降低，若是磨损过多时，就会疼痛，产生退行性关节炎。

如果已经患有骨质疏松症、关节炎或发生骨折，可以选择药物或手术治疗。如果状况可以控制，我还是建议老年人要养成运动习惯，强化自己的平衡感，加强关节稳定性，这样才不容易跌倒，当肌肉强度够时，也能减轻关节的负担。

 詹医师
小叮咛

老年人关节的韧带也会退化，使关节变得不稳定，所以要养成运动习惯，强化平衡感，加强关节稳定性，这样才不容易跌倒。

呼吸系统：肺活量降低，抵御病毒的能力减弱

我在门诊经常遇到一些老年患者，光是个感冒就病得很重，一开始只是单纯感冒，后来转成肺炎，最后甚至要住院治疗，出院后病情可能还会缠绵一阵子才能慢慢完全康复。

肺功能从30岁左右开始退化，60岁后加速退化。我们的肺泡总表面积会随年龄增长而减少，每十年减少约4%，所以肺活量会变小。到了八九十岁时，肺活量大约只剩下25岁时的一半。

此外，因为咳嗽功能减退、气管纤毛清除异物效率和气管黏膜分泌抗体量降低，老年人不但抵御感冒病毒的能力较差，而且也容易罹患肺炎、慢性肺病，生病以后的恢复期也较长。

所以感冒对一些老年人来说可不是件小事。年轻人感冒的感染范围通常会局限于上呼吸道（鼻、咽、喉），但老年人很可能会蔓延到下呼吸道（肺）。

光是感冒就可能对老年人造成威胁，流感更是不可小觑，可能会引起严重并发症甚至死亡。从预防医学的角度来看，建议老年人每年都应该接种流感疫苗，还没有接种过肺炎疫苗的长辈们也应该接种。

有些老年人很抗拒接种疫苗，可能是听说有人打了疫苗产生一些后遗症，或接种疫苗后反而生病，这些道听途说其实都不正确，该打的疫

苗还是要打。老年人身体状况不能跟年轻人比，万一"中招"又引起并发症，后果不堪设想。接种疫苗就是要防患于未然，降低问题发生的机会。

神经系统：健忘、对外界刺激反应变慢

很多老年人很会"讲故事"，几十年前的前尘往事，仿佛还历历在目，讲得活灵活现；但是，明明是不久前甚至是昨天才发生的事，却可能忘得一干二净，或是要隔一段时间才想得起来，有些家属很担心："医生，我爸爸（或妈妈）忘东忘西，是不是失智？"

我一直跟家属解释：健忘并不等于失智。如果长辈只是一时想不起来，或是偶尔丢三落四，那并不是失智，只是神经系统的自然老化现象。

詹医师小叮咛

感冒对老年人来说可不是件小事，很可能引起严重并发症甚至死亡，建议老年人接种流感疫苗和肺炎疫苗。

从20岁到80岁，我们的大脑重量会减少5%～7%，脑部的血流量、神经元数目也会减少，负责联络的神经元树突数量、突触密度都会下降，大脑灰质与白质萎缩，脑室扩大，脑沟变宽。

这些生理上的变化会导致对外界刺激的反应"慢半拍"，所以老年人容易因为反应不及而受伤，思考及处理问题的反应时间也会变长，尤其是短期记忆，受到的影响更大，这也导致老年人经常忘记近期发生的事，但是这种"健忘"只是正常老化现象，并不是失智。

很多人都有一种观念：人只要老了就会失智。其实并不是这样的，失智并非老化的正常现象，而是疾病。

失智的"忘"，不只是"想不起来"的单纯健忘，而是会明显影响生活的，失智患者可能会完全忘记自己说过的话、做过的事，不知今夕何夕，也可能会记忆错乱（比如把儿子认作是丈夫），自理能力下降（比如找不到回家的路），甚至可能会产生妄想或性情大变，这是必须治疗的疾病，而不是自然老化的现象。

神经变迟钝，除了影响记忆，还会影响维持体内稳定的能力，老年人对温度、光线的刺激反应都会变慢。

每年酷暑或严冬时，经常有老年人中暑或被冻死的新闻，那都是因为老年人适应温差的能力退化。需要补充说明的是，老年人其实很少是真的被低温冻死，通常都是因为温差诱发心血管疾病从而导致死亡。

有些老年人甚至连渴觉都会变迟钝，因此没有想喝水的欲望，从而容易发生脱水。所以上了年纪的人，特别是身体没那么健康的老年人，最好能够让自己处于一个"四季如春"的恒温环境里，并且要自主性地补充水分，这样才能保持安康。

免疫系统："窝里横"

免疫系统是人体对抗感染的军队，上了年纪以后，人体免疫系统对抗"外敌"的能力会下降，有时候甚至还可能会发生"窝里反"。

其实，老年人淋巴细胞数目的变化不是很大，"量"跟年轻时差不多，但"质"则相去甚远。虽然"军队人数"一样或只是略减，但在年轻时，这支"军队"是精锐部队，上了年纪则变成老弱残兵，防御能力大不如前，对外来抗原的反应性不足，所以老年人感染后，往往康复时间较长。

詹医师 小叮咛

老年人因为神经系统自然老化，对温度、光线的刺激反应都会变慢，所以最好处于"四季如春"的恒温环境里。

　　而且，老年人对疫苗的反应也会减弱。有些老年人以为打完疫苗就像马力欧吃了无敌星星一样，马上就会产生保护力，觉得自己肯定不会"中招"，即使在流感高峰期也去人多的地方。

　　在此我要郑重说明：疫苗生效要一两周时间，而且疫苗的成功率也不是100%，即使是年轻人，也可能只有七成的保护力，老年人更是只剩五成，并不是接种了就一定不会有事。

　　有些老年人就会问："既然不一定有效，那我干嘛打？"正因为免疫力下降才更该打，无论如何，打过的人群被感染的概率还是比没打的人群低。

　　虽说疫苗不一定100%生效，但没打的防御力就是0，打了至少还有相当高的概率会产生保护力。

　　有点麻烦的是，老年人的免疫系统不仅对抗"敌人"的能力下降，而且有时候还会发生不分敌我的情况，免疫系统产生很多自身抗体去找自己麻烦，从而演变成红斑狼疮、类风湿性关节炎之类的自身免疫病，若发生这种毛病，就只好去找风湿免疫科的专科医生诊疗了。

心血管系统：血管弹性减弱，血压步步高升

老年人由于血管弹性减弱，周边阻力增加，血流速度减慢，血压会渐渐上升，最后可能变成高血压（血压超过140／90毫米汞柱）。高血压是最常见的老年慢性病之一，大概有一半以上的老年人有这个问题。

不过，很多老年人只有收缩压变高，舒张压则没有太大变化，所以血压量出来可能收缩压都已经飙到180毫米汞柱，但舒张压还是维持在80毫米汞柱。于是问题就来了，服用降压药时，药物可没聪明到会选择性调整，而是收缩压和舒张压同时降，于是服完药后血压变成140／50毫米汞柱，收缩压是正常了，但舒张压变得太低，老年人可能会觉得头晕、气喘、心脏无力，不舒服。

我们老年科医生的观念是：控制血压固然重要，但也不能因此偏废了患者的生活品质与感受，所以我们可能不会像心脏科医生一样，要求老年患者的收缩压一定要严格控制在140毫米汞柱以下，如果老年患者

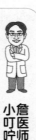

詹医师小叮咛

血压控制是老年人的重要课题，不控制好会增加冠心病、脑卒中、心肌梗死的风险，家里要准备血压计，养成监测血压的习惯。

服药后真的不舒服，就会减少他的药量，虽然这样可能导致血压值没那么"漂亮"，但真的不必太过紧张。

再次强调，很多医疗研究都是以青壮年为对象，但是人老了以后，会发生许多生理变化，不能把数据拿来硬套在老年人身上，健康数值控制过于严格，有时候反而会让老年人活得更辛苦，这二者之间必须取得平衡。

不过，血压控制的确是老年人的重要课题，血压不控制好，会增加冠心病、脑卒中、心肌梗死的风险。所以，不要求严守数据，并不意味着太过放松，若有血压问题，家里要准备血压计，养成监测血压的习惯。

消化系统：胃酸减少，肠蠕动变慢

跟其他器官相比，人的肠胃几乎没有明显退化，消化功能与年轻时也没有太大差别。

不过，胃酸的分泌量及酸度确实还是会随年龄增长而减少，如此一来，就可能会让食物排空变慢，年轻时吃八分饱大概3小时就可以消化，但上了年纪可能要花5小时才能消化完，所以建议老年人尽量不要吃太饱，少量多餐才不会觉得积食难受。

比较麻烦的是，这也会影响药物代谢。当药物停留在胃部比较久时，就会伤胃，以止痛药为例，老年人吃止痛药时胃出血的概率是年轻人的5倍！所以老年人用药时要特别谨慎。

另外，因为胃酸减少，难以杀死有害菌，万一老年人呛咳或呕吐，有可能会让胃酸和细菌转移阵地，引起吸入性肺炎。

至于肠道，主要的变化是肠蠕动减缓，再加上腹部肌肉萎缩无力，老年人容易有便秘、痔疮或发生憩室的困扰。

詹医师
小叮咛

胃酸的分泌量及酸度会随年龄增长而减少，可能会影响药物代谢，所以老年人用药要特别谨慎，而且老年人尽量不要吃太饱，少量多餐才不会觉得积食难受。

泌尿系统：正常退化并不等于要透析

随着年龄增长，肾功能一定会不断地走下坡，差别只是有些人下降的幅度较小，有些人则是衰退甚多。

从30到80岁，人的肾重量会减少25%～30%；肾单位数到80岁时也会减少30%～40%，流经肾脏的血液减少，肾小球滤过率也会降低，也就是对毒素的过滤能力变差。

很多老年人会担心："那我会不会到最后要透析啊？"其实不必过于忧虑，一般正常的自然退化通常是无须透析的。但是如果老年人患有糖尿病、高血压，就要特别注意，因为糖尿病有可能会引起血管病变，导致慢性肾脏病，所以如果老年人患有糖尿病，一定要定期追踪肾功能。

还有一些老年人则有"吃药一定伤肾"的错误观念，怕伤肾所以不肯吃药。在此，我要郑重说明：一种药物若会"伤肾"，指的是会"破坏肾功能"，的确有些药物会有这种不良反应，但绝大部分的药物的"伤肾"问题其实被夸大了。

但因为很多药物必须通过肾脏才能代谢出去，倘若老年人的肾功能较差，就得评估是否要减少药量。减药的原因并不是怕那些药会"伤肾"，而是当老年人肾功能差时，代谢速度比较慢，导致药物在体内停留太久，对身体造成负面影响。

除了肾脏，老年男性可能还会面临前列腺增生的困扰。前列腺会随年龄增长而渐渐增大，只要活得够老就很难避免这种变化，如果只是轻度增生，对生活一般没影响，如果是中度增生，就可能会挤压到尿道以及膀胱，造成排尿困难或尿液滴漏。

至于膀胱容量，老了也会变小。年轻人的膀胱大概可以容纳500毫升尿液，老年人的则只能容纳250毫升，简单来说，容量就是从大杯咖啡缩成小杯咖啡，"水库"装得少，就容易满，撑不久就必须"泄洪"。

若膀胱逼尿肌收缩无力，没办法尿干净，膀胱余尿就多。一般来说，膀胱积尿100～150毫升就会有尿意，前面没尿干净，膀胱一下又满了，就会一直觉得有尿意。

此外，老年人也经常因为疾病（比如膀胱感染、内分泌失调、前列腺增生等）或药物不良反应而出现尿失禁；更年期以后的女性，因为生殖、泌尿道萎缩，也经常会有尿失禁的困扰。

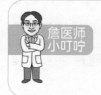

詹医师小叮咛　糖尿病可能会引起血管病变，导致慢性肾脏病，所以如果老年人患有糖尿病，一定要定期追踪肾功能。

眼睛：两眼昏花，葫芦看作菜瓜

我们去看电影，刚走进黑漆漆的影院，一开始会看不清东西，但只要一会儿，瞳孔就会放大，接收更多光线适应黑暗，帮助我们在黑暗中找到位置。

可是老年人就不是这样了，老年人瞳孔对光的反应远比年轻人迟缓，他们可能在黑暗中要待上好一会儿，瞳孔才能调节光线，让他们看得清东西，所以建议在老年人的房间安装一个小夜灯，免得长辈半夜起床如厕时，因为光线适应不良而跌倒。

由于感应色彩的视锥细胞退化，老年人辨识色彩的灵敏度也会下降，对色差变得不敏感。

我记得有一次，我跟我爸去爬山，走阶梯时，他差点摔跤，因为对他来说，阶梯看起来都是一片青青的，好像没什么高低之分，所以才会差点踩空跌倒。所以，我们在为老年人设计居所时，如果有高低落差，最好能让色差变大一点，不要整片都用中性色，老年人的眼睛很难辨识那些只有微差距的颜色。

除此之外，由于晶状体调节能力下降，无法有效聚焦，会出现老花，这可以通过戴眼镜解决；若是晶状体变得混浊，导致视线模糊或是出现黑点，则是白内障，如果已经严重影响生活，可以通过手术恢复视力。

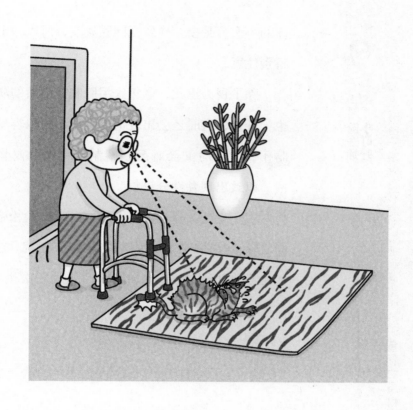

　　视力下降加上对色差不敏感，"两眼昏花，葫芦看作菜瓜"这种情况，在老年人身上可以说是司空见惯。

　　如果只是单纯老花或是白内障，这些都还好改善，要特别提醒的是那些患有糖尿病或高血压的老年人，一定要控制好血糖或血压，并且定期检查眼部。因为长期高血糖或高血压的状态有可能会让供给视网膜营

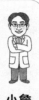

养的小血管受损，导致视网膜病变，所以一定要特别注意。

除了视力退化，老年人泪腺制造泪液的功能也会变差，有时还会出现泪管阻塞，所以容易眼睛干，太干时又会刺激眼睛制造更多分泌物润滑，以致出现黏性分泌物。

由于老年人眼球周围脂肪萎缩、眼睑松弛，眼睑容易内翻或外翻，或是造成倒睫的困扰。这些问题若影响正常生活时，可求助专业眼科医生。

耳朵：耳背重听，对低音更敏感

你会不会觉得，爸妈看电视时声音越调越大？跟他们讲话，经常"什么？什么？"个没完，得重复讲好几次才能传达明白？

这些问题都是听力退化的缘故。人类的鼓膜会随着年龄增长而变厚，听小骨也会退化，这些用来传导声波的器官都没有年轻时灵光，加上毛细胞（用来侦测和放大声音）和神经元数目减少，听力就会变差。到75岁左右，大概有四成的人有耳背重听（听不到25分贝以下的声音）的问题。

在退化的程度上，高低频听力并不同。一般来说，高频听力下降较快，低频听力则下降得比较慢。所以如果要跟爸妈说话，与其尖着嗓子吼，还不如用低沉、有磁性的声音慢慢讲，他们反而容易听清。

如果已经严重影响日常沟通，建议可以求助听力专家，必要时可以配戴助听器，帮助长辈听得更清楚。

嗅觉与味觉：食之无味

大导演李安的作品《饮食男女》中，角色老朱原本是个厨艺精湛的顶尖大师，也一直习惯用厨艺聚拢一家人的心，不过退休后，老朱竟然尝不出味道了……

小詹医师叮咛

老年人高、低频听力的退化速度不同，高频快、低频慢，所以跟爸妈说话，与其尖着嗓子吼，不如用低沉的声音慢慢讲，他们更容易听清。

很多老年人到了一定岁数，都会有类似老朱这种"食之无味"的困扰。因为掌管味觉与嗅觉的神经从60岁左右就开始退化，味蕾与味觉中枢神经元都会减少。我们的味蕾从30至70岁，大约会减少30%，70岁以后大约有八成的老年人会觉得味觉降低。

当然，绝大多数的老年人还是尝得到味道的，不会丧失整个味觉，但因为味觉变得迟钝，特别是对咸味的感受明显降低，加上嗅觉退化，就会觉得菜不香、没味道，所以做菜就会越做越"重口味"。

但"重口味"对控制血压绝非好事，所以最好能想一个两全其美的办法，比如增加食物酸或辣的味道，或是用一些天然香料提升食物风味，从而避免摄取太多盐分。

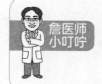

詹医师小叮咛

掌管味觉与嗅觉的神经大约从60岁开始退化，可以增加食物酸或辣的味道，或是加入天然香料，以免食之无味。

口腔：齿摇口干

大家猜猜看有多少比例的老年人有牙周问题，一半？七成？

这些都低估了，据调查，台湾地区65岁以上老年人牙周不健康的比例竟高达86.4%（在这之中，超过一半是严重牙周病），还有42.3%的老年人全口无牙。而世界卫生组织"8020计划"是活到80岁时还拥有20颗真牙。

许多老年人都有掉牙问题，造成掉牙的原因包括龋齿（蛀牙）、牙周病、牙龈萎缩等因素，就好像地基不稳，房子就容易倒塌。

不要以为这只是口腔问题就掉以轻心，或是认为反正老了就一定会掉牙，觉得是"自然现象"而置之不理。

一些研究发现，牙齿问题不仅会影响咀嚼，还可能增加健康风险，引起严重的疾病，比如细菌可能会沿着循环系统跑到心脏，诱发心肌炎；如果老年人使用呼吸器，再加上又有牙周病，则可能会演变成吸入性肺炎。

并不是老了就一定会变成"无齿之徒"，我也看过有些八九十岁的老年人还拥有一口美观好用的坚固真牙。

如果每天口腔清洁工作做到位，使用牙线、睡前餐后刷牙、定期检查口腔、洗牙，有蛀牙或牙周病马上找牙医改善，好牙是很有可能跟着你一辈子的。

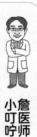

除了牙齿问题，老年人的唾液分泌量也会比年轻时少，所以容易口干，但如果不断狂喝水，又会一直想排尿，有些老年人行动不便，若在夜间，动不动就要起床也会影响睡眠品质，像这种情况，我建议"技巧性喝水"：觉得口干时，不要大口猛灌水，而是用小杯慢慢喝，并充分润湿整个口腔，这样就不会因为喝太多水而频跑厕所。

皮肤和头发：肉松松而发苍苍

古人形容老年人"鸡皮鹤发"，意思是皮肤松弛多皱、头发变白，这正是衰老以后头发和皮肤最明显的改变，毛发失去色素，皮肤也失去弹性。

我们帮老年人打针时，经常一不小心，针头就"咻"地滑进皮肉之间，不像帮年轻人打针那么顺利。

造成这种状况的原因，是因为人年老以后，

皮肤的含水量、含脂量及细胞量都会减少，胶原蛋白与弹性蛋白也会减少，皮肤变得松弛多皱，皮肤最外层跟下面的结缔组织有点"半分离"的状态，所以打针时针头很容易滑进皮肉之间。

因为含脂量降低，老年人皮肤容易干燥，所以有时候会发痒，必要时应涂抹乳液止痒。

此外，汗腺也会因为年老萎缩，感受器的数目也会减少，所以老年人对温度的调节能力也会变差。

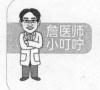
詹医师
小叮咛

随着年龄的增长，皮肤的含水量、含脂量及细胞量都会减少，胶原蛋白与弹性蛋白也会减少，如果皮肤因为含脂量降低出现干燥、发痒，可涂抹乳液止痒。

PART

III

银发族
日常保健

活力老年生活须知

衰老的个体差异极大，在日常生活中，只能提供一个保健的大方向，并无放诸四海而皆准的标准。

如果长辈很健康，特别是高龄老人，基本上年轻时怎么过，现在就怎么过，活得快乐最重要，不应特别限制他们做什么。但如果长辈不那么健康，要注意的事项就比较多。

食：身体健康就不必特别忌口

不少人会觉得，年老后应该戒这个、戒那个，这样才"养生"。但如果长辈很健康，其实不需要特别忌口，年轻时怎么吃，现在就怎么吃，高兴吃什么就吃什么。

　　至于身体不是很健康的长辈，则要视其状况，调整其饮食。无法有个通则。

　　比如说，有"三高"（高血脂、高血糖、高血压）的老年人，饮食就要少油、少盐、少糖；有肾脏病的老年人则不能吃高盐、高蛋白或高钾、高磷的食物；有痛风的老年人则要避免摄取过多高嘌呤的食物。

　　有肌少症问题的老年人则要注意多摄取蛋白质；营养不良的老年人，除了补充蛋白质以外，各项营养素也要兼顾，而且要摄入足够的热量。

　　如果老年人有牙齿或咀嚼、吞咽等问题，当务之急是先尽量解决吃东西的障碍。若是缺牙或是牙齿松动，要去看牙医做治疗；若是吞咽困难，则要先明确是什么原因造成，若是药物导致的（有些精神科药物就会导致口干），则看看能否调整药物，若是不行，则要设法用其他方式刺激口腔分泌唾液或少量喝水滋润口腔，并调整食物的质地，让老年人比较容易吞咽。

　　有一点要特别提醒：吃，应该是一件人生乐事，即使到了晚年，因为疾病或牙齿问题而必须忌口，也不应完全抹杀这种乐趣。

　　很多晚辈会很"贴心"地把老年人的食物弄得烂糊糊的，或是尽量不调味，这样处理虽然容易吞咽，但寡淡软烂的食物实在让人毫无食欲，根本达不到让老年人"吃得够、吃得对"的目的。

我建议，尽可能兼顾饮食的美味、营养与吞咽难易度。例如，如果长辈咬不动整块的肉，或许可以改吃口感细腻易咀嚼的鱼肉，或是做成肉馅料理；不能放太多盐或糖，或许可以用香辛料提升菜肴的风味，让长辈愿意多吃点。

除了在食物的"内容"上下工夫，也应该尽量鼓励老年人不要独自用餐。老伴还在的话，起码还有个固定的"饭友"；但如果没有老伴，孤单单一个人整天宅在家，饮食失调的概率就会大增。若实在无法常常陪伴长辈吃饭，就要鼓励其走出家门参加共餐，或是寻找其他"饭友"一起吃饭，以提振独居老人的心情与食欲。

衣：维持身体恒温很重要

老年人选择衣物的头号原则就是：帮助身体维持在一个比较恒定的状态。

人上了年纪以后，身体对冷热的调节能力会

詹医师小叮咛

吃，应该是人生乐事，即使到了晚年，因为疾病或牙齿问题而必须忌口，也要尽可能兼顾饮食的美味、营养与吞咽难易度。

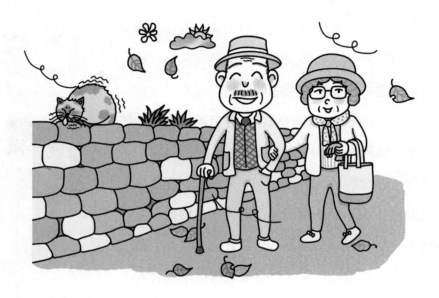

变差，例如，人很冷时本来应该发抖产热，但老年人可能反应比较迟钝，未能及时添衣，因此容易受寒。所以冬天的时候，老年人穿衣应多考虑功能性，比如采用洋葱式穿衣法，戴围巾、帽子等保暖配件，增加功能性。

由于老年人容易跌倒，一定要选择合脚、舒适、底部可以防滑的鞋。女性长辈最好避免常穿高跟鞋，一方面对腰部、脚部的压力比较大，另一方面也会增加跌倒的风险。此外，老年人也应避免穿平底鞋，因其稳定性较差，易导致跌倒或足部肌肉和韧带的损伤。

　　另外想提醒的是，老年人应避免在室内穿着袜子行走，因为这样摩擦力不足，容易打滑摔倒。若觉得脚部寒冷想套上袜子，最好另外穿上防滑拖鞋，以免发生意外。

老年人应避免在室内穿着袜子行走，以防打滑摔倒。冬天穿衣应多考虑功能性，采用洋葱式穿衣法。

住：首先考虑安全与便利

　　在住的方面，要把握的三原则：安全、便利、维持恒定。倘若有机会装修住宅，建议考虑"无障碍设计"，打造一个高龄友善的居住环境。

　　其实，"无障碍设计"也并非只针对高龄者，对于失能、身障的老年人来说，这种设计会让他们便于使用，但同时也不会对其他共居者造成困扰。简单来说，就是一种让所有人都觉得方便好用的设计，不仅考虑消除障碍，也考虑使用者的心情，甚至能兼顾美观性。

　　举个例子来说，老年人的握力和手腕力量通常较弱，因此最好舍弃需要旋转的球形把手，改成下压就能施力的横向把手。还有像是去除地板的高低差（避免跌倒）、改良动线并适度放大通道与门的宽度（方便轮椅通过）等无障碍设计常见的范例，所有家族成员皆适用。倘若无法实施大幅改装的计划，起码要在现有的条件内，尽可能做到安全与便利。

我以前在一家医院工作时，发现附近很多老年人都是住独立式住宅，独立式住宅通常有一个问题：卧室往往不在一楼，而是在二三楼。年轻力壮时，或许不觉得爬上爬下有何问题，但上了年纪以后，膝盖恐怕就吃不消了，连去二楼卧室睡觉都觉得麻烦。

像这种情况，建议尽可能把老年人的卧室搬到一楼，减少其吃力移动的困扰，或者安装升降机或升降椅，方便长辈移动到其他楼层。

此外，就是要看老年人的退化或失能程度，强化住宅对其起居的辅助性。例如，老年人若是肌肉无力或膝盖酸软，厕所或浴室就应该安装把手，方便他们抓握，帮助他们在沐浴或如厕后起身。如果老年人比较虚弱，座椅、床侧也应该安装扶手，方便抓握支撑。

据调查，老年人有六成的跌倒意外发生在家中，无论老年人健康状况如何，家中一定要注意防滑。例如，浴室地砖应该采用有防滑效果的，若没有，起码要贴上防滑条；家中的踩脚垫，也都要选用有防滑背胶的。除了强化防滑性，也要注意家中光线是否充足，比较暗的走廊或是楼梯转角都应该安装照明灯，老年人的卧室也应准备小夜灯，以免因看不清而跌倒。

除了安全与便利，维持舒适的温度也很重要。因为老年人调节温度的能力退化，最好避免处于太冷或太热的环境。很多老年人很节俭，宁可忍耐不适，也舍不得开空调，这种做法得不偿失。

我有个患者抱怨自己睡不着，要求我一定给他开安眠药。我仔细问了原因，患者说："因为很热啊，热到睡不着！"我问："家里没有空调吗？怎么不开空调睡觉？"他回答我："因为开空调睡觉太费电了。"宁可吃安眠药也不愿意开空调，真让人啼笑皆非。

倘若经济并非十分窘迫，建议老年人别太苦待自己，还是应该让家中的温度维持在恒定舒适的范围内，对身体的负担较小。

要视老年人的退化或失能程度，强化住宅对其起居的辅助性、安全性，还有维持舒适的温度，而且家中一定要注意防滑。

行：身心状况良好，行动不受限

关于行，我最常被问到的两个问题就是："老年人是不是不应该骑自行车、摩托车或开车"以及"老年人到底适不适合出国旅行"。

这两个问题，同样没有标准答案。长辈的行动能力，涉及其认知能力、反应能力以及健康状况，个体差异很大。有些人即使上了年纪，还是耳聪目明，手脚灵便。但如果长辈老眼昏花、反应比较迟钝，或是操控肌肉的能力下降，建议不要让他们自己骑车或开车，搭乘公共交通工具比较安全。

但要注意的是，若长辈不能自己骑车、开车，或是有失能问题，就等于整天只能被"关"在家里，像这种状况，家人或照顾者就有义务要带长辈出门"放风"透气，或是去购物，以满足日常生活需求。

至于老年人到底该不该出远门旅行，仍要看其身心状况。

如果长辈生龙活虎，出国旅行有何不可？就算他想去酷寒之地看极光、到沙漠骑骆驼都没问题。但如果长辈身体虚弱，或是慢性病控制得不好，出一趟远门，光舟车劳顿可能就已经去了半条老命，这真的是花钱买罪受，万一旅途中病情生变，更是措手不及。

像这种情况，尽可能别跑太远，免得过度劳累，或是增加患病或发生意外的风险，宁可选择离家近一点的地方旅游。

育：替生活找到新的意义与重心

老年人的"育"，其实不需要设置什么宏伟的目标或愿景，重要的是通过学习，为生活找到新的意义与重心。

"活到老，学到老"这句话虽然是老生常谈，但的确是非常好的建议。人体器官组织的功能都是"用进废退"，如大脑与肌肉，你越闲置不用，这个器官的退化就越快，所以鼓励老年人多学点东西，让自己的身心维持在较好的状态。

法定退休年龄，完全不代表人活到这个岁数以后就没有生产力了。以前的人平均寿命没这么长，大多数人可能会抱持退休后清闲度日，享十年左右"清福"的想法，这也是人之常情。

但现代人寿命都很长，活到90岁的比比皆是，如果退休后就这样无所事事、游手好闲，对很多人来说恐怕不是什么"清福"，而是无聊到发慌；而且如果老年人每天都只是窝在家里看电视、打瞌睡，缺乏刺激，身心退化得更快。所

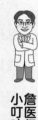

小詹医师叮咛

长辈的行动能力，涉及其认知能力、反应能力以及健康状况，有些人即使上了年纪，还是耳聪目明、手脚灵便，禁止他们骑车或开车，似乎没什么道理。

以，我建议老年人如果健康状况允许，一定要找点事情让自己动脑、动手，保持人际交往，把日子过充实。

或许有些老年人会说："我都这么老了，哪里还学得动？"或是习惯用"实用价值"去衡量学习的内容："学那个干嘛？以后也没用！"

或许年纪大学东西不如年轻时有效率，但人的大脑终其一生都是可以学习新事物的，大脑越用越灵活。而且就算学习的内容"不实用"，但学习的过程以及带来的成就感，就已经能对身心产生正面效果。只要自己觉得有意思，又何必理会实不实用？

百岁老人赵慕鹤先生，就是一个非常令人钦佩的终身学习的例子。

赵老先生长年独居，但他一点也不"宅"，相反，他独立自主，活得多姿多彩。97岁时，为了鼓励友人儿子返校念书，他也努力去考研究所，到校园里跟一群年纪可以当自己孙子的年轻人一起上课，创下吉尼斯世界纪录，成为世界上年龄最大的研究生，98岁时，他拿到硕士学位；101岁时还去香港办书法展……

赵老先生证明了一件事：年龄不是障碍，银发族也有资格追求梦想，人生永远有新的可能性。

谁说上年纪就没有舞台

找到人生的第二跑道，继续工作，也是一种让自己不断学习的途径。

退休并不代表一定要"退下来休息"，退休后还是可以工作的，只是步调没有必要像青壮年时那么快，可以找一个心力足以负担，自己又喜欢的差事继续工作。

正所谓"老骥伏枥，志在千里"，很多退休后的人胸中的豪情壮志，可是半点也不输给年轻人，对这样的老年人来说，你让他闲着才是折磨，忙碌工作才能带来乐趣和成就感。

其实，对很多老年人来说，退休后，儿女也长大了，没有后顾之忧，正是可以追求"第二人生"的好时机。

我认识一位七十多岁的长辈，原本经营木材生意，他儿子接班以后，他便处于半退休状态。因为空出许多时间，这位长辈后来决定去研究养鱼，他的"新事业"不仅为他带来利润，更重要的是，还让他的人生充满活力。

我们医院有很多老师都是一直工作到不能做为止，还有老前辈高龄九十几岁都还在看诊，也有不少老师退休后，又转战其他机构上班，继续贡献才智，他们绝对不会整天没事做，觉得人生空虚。

现代人寿命越来越长，我相信"延迟退休"甚至"永不退休"的情况一定会更普遍。拿我自己来说好了，只要身体条件许可，我退休后还会继续工作，能工作是一件幸福的事，为何要中止这种幸福呢？

乐：量力而为，培养新爱好

如果认为上了年纪还要工作未免太烧脑劳心，想要过得清闲些，那也很好。不过，我还是建议老年人能够多培养一些爱好，不管是动态的旅游、爬山、运动，或是静态的园艺、摄影、绘画……都很不错，重点就是让自己每天睁开眼睛，都有一些值得期待的事情。

在各种"乐"的项目中，我建议老年人要尽可能养成运动习惯。要活就要动，运动不但能帮助老年人控制或预防"三高"、维持肌肉量，增加平衡感与柔软度，从而降低跌倒的概率，还能活跃心智，让心情开朗，好处太多了。

詹医师
小叮咛

老年人如果健康状况允许，一定要找点事情让自己动脑、动手，保持人际交往，通过学习，可以为生活找到新的意义与重心。

而且，很多运动都是群体性的，容易找到同伴，这也能帮助老年人结交朋友，拓展人际关系。

运动须循序渐进、量力而为

有些人会问："那做什么运动比较好呢？不是所有运动都适合老年人吧？"

诚如我前文提及的，衰老的个体差异很大，因此并没有所谓哪种运动特别适合或不适合老年人。如果老年人很健康，年轻时喜欢打网球，上了年纪一样可以继续打；年轻时爱跑马拉松，老了还是可以继续跑，并没有什么禁忌。

或许有人听我这样说会大惊失色："老年人能跑马拉松？不会猝死吗？"

如果身体很好，平时坚持锻炼，真的没什么不可以。2011年的多伦多马拉松，就有一位百岁选手富亚·辛格（Fauja Singh），花8小时25分完成全程马拉松，比起来，七八十岁跑马拉松，还真的不算什么。只要老年人够健康，爱跑步就跑步，爱挑战三铁就挑战三铁，在身体可接受范围内无须顾忌太多。

问题比较大的是原本没有运动习惯，或是健康状况不理想的老年人。这类人若想建立运动习惯，最好是保守一点，一步步慢慢来，尤其

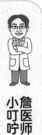

小詹医师
叮咛

要活就要动，运动能帮助老年人控制或预防『三高』、维持肌肉量，增加平衡感与柔软度，从而降低跌倒的概率，还能活跃心智，并让心情开朗。

是健康问题较多的老年人，最好能先询问医生，再决定是否要投入某项运动，而且绝对不可以把运动强度定太高。

为了保险起见，运动少或不健康的老年人最好能找专业人士指导，以免受伤或让身体负荷过大。建议先找康复科医生咨询，请他开运动处方，并让治疗师教导该怎么安全地运动。除了康复科医生，不少运动中心或是健身房也有运动指导员，可以先帮老年人做体能测试后，再选择适合的运动。

我要再三提醒：老年人运动一定要循序渐进，特别是平常不怎么运动的老年人，绝对不可突然大量运动，这反而对身体有害。

总之，老年人不管要做什么，都应该量力而行，考虑自身的状况，再决定要培养什么兴趣爱好。

关心是最佳特效药

最后，我想补充一点：我当老年科医生这么多年，接触过无数老人，我发现很多长辈想要的快乐其实非常单纯，就是子孙们多回来看看他们、多点嘘寒问暖，仅此而已。

有空的时候，别忘了回到老爸、老妈跟前，陪他们说说话、谈谈心，你的关怀与陪伴，就是最好的心灵特效药。

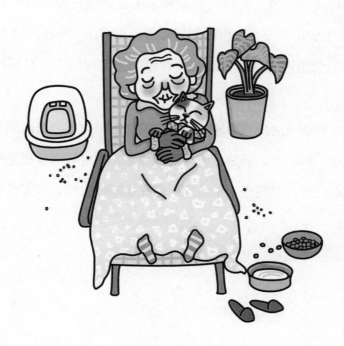

定期体检、日常监测，避免小病变大病

要让长辈晚年过得平顺安乐，除了在食、衣、住、行、育、乐等方面保持健康的习惯，定期体检与日常监测也是相当重要的。

以前体检还不普及，慢性病被发现多半是因为已经出现一些明显症状，如糖尿病的"三多"（吃多、喝多、尿多）。现在，这些慢性病通常不是因为患者出现明显症状去看医生才发现的，而是通过筛查得知。

许多慢性病如高血压、糖尿病、肾脏病、心脏病等，在前期其实都没有明显症状，因此若能够通过体检发现异常，就可以有效把这些"沉默杀手"挡在门外，早发现、早治疗，避免小病变大病，省去治疗重症的身心煎熬。

依个人需求和预算决定体检内容

至于体检要做到什么程度？体检频率怎么把握？是否有必要做体检套餐？该不该加钱做CT（计算机断层扫描）、MRI（磁共振）、PET（正电子发射断层扫描）等检查？

就我个人看法，虽说精密的仪器能够检查出微小病灶，但体检绝非越贵越好，也不是项目越多越好，还是要根据个人实际情况来定，不必所有项目都做。

医院或体检机构的体检套餐大多较昂贵，倘若老年人没有那么多闲钱，至少要去做有补助的老年人体检。65岁以上的老年人，每年都可以享受一次免费体检，内容包括体格检查、血常规检查、肾功能检查等项目（细项详见表1）。

此外，有的地方若年龄符合，也可以进行免费的癌症筛查（肿瘤标志物）。以上说的这些基本筛查，其实已经可以涵盖大部分健康风险，若有机会参加体检，一定要好好把握。

如果不想花太多钱，又想拥有更精确的检查内容，可以在基本的体检外，根据个人的家族病史、生活状况，另外自费做其他适合的检查。例如，以前是个"老烟枪"，家族中又有肺癌病史，就可以考虑自费做肺部CT检查。

另外，我个人强烈建议65岁以上的女性，70以上的男性，应该做骨密度检测，看看自己骨质流失的程度，若有骨质疏松问题，应该赶紧治疗，减小跌倒、骨折的风险。

表1　老年人免费体检包括哪些项目

1. 生活方式和健康状况评估：疾病史、服药史、体育锻炼、生活自理能力等
2. 体格检查：身高、体重、血压、腰围、视力、听力、口腔、运动功能等
3. 辅助检查：
　　（1）尿常规
　　（2）肾功能检查：血清肌酐、血尿素
　　（3）血液生化检查：血常规、肝功能（血清谷草转氨酶、血清谷丙转氨酶和总胆红素）、空腹血糖、血脂（总胆固醇、甘油三酯、高密度脂蛋白胆固醇、低密度脂蛋白胆固醇）
　　（4）其他：心电图、腹部B超
4. 健康指导

有异常务必与医生讨论

体检报告出现异常，有些老年人有点鸵鸟心态，不想面对，心想"没关系，明年再测一次看看"，就摆在旁边不管了，真的让人又好气又好笑，体检的目的就是要找出问题并解决，逃避是不能解决问题的。

还有一些老年人，则是看到异常就惊慌失措、寝食难安，特别是一些跟肿瘤标志物有关的检测项目异常，生怕自己有性命之忧。

其实，"数值异常"跟"生病"不能直接画等号，先不要自己吓自己，应该去找医生讨论，医生会判断是否需要做进一步检查。

至于血压、血糖、胆固醇这些数值，未必超标就立即会引起危险，重要的是该如何好好控制，但如果高到一定程度，生活上的控制不足以使这些数值达标，应考虑药物治疗，并持续追踪，让这些数值维持在比较理想的状态。

由于上述这三项数据跟生活习惯息息相关，若有异常，除了服药控制，也要仔细检讨并调整日常生活习惯，高盐、高糖、高油的食物要忌口，并且要适度运动，才是治本之道。

要特别注意的是，如果老年人确诊糖尿病、高血压，最好每年去眼科做一次眼底检查，此外，也要定期追踪肾功能。为什么呢？因为这些慢性病有可能会引起小血管病变，病变发生在眼睛可能会引起视网膜病变，发生在肾脏则可能造成慢性肾脏病，一定要多留心。

日常监测帮助长辈做好健康管理

除了体检，日常的监测也很重要。

只要家里有年迈长辈，就应该准备血压计。老年人应养成每天量血压的习惯，特别是觉得不舒服时，更要立刻量一量，确定生命征象是否稳定，万一情况不妙，就要赶紧就医，比如血压量出来只有六七十毫米汞柱，不用犹豫，马上送急诊。如果测量值稍高，可以先观察。

除了血压计，若长辈有糖尿病，最好也要准备血糖仪，每天记录血糖的数值变化，做好血糖管理。人的血糖是波动变化的，居家监测追踪可以帮助患者筛选饮食，避开那些会让血糖骤升的食物。监测血糖时如果出现低血糖，应及时处理，必要时就医。

现在不只是年轻人黏智能手机，很多老年人也离不开这玩意儿，既然如此，利用科技帮助长辈做健康管理，也是一个好办法。

一些可以连接手机的运动手环、手表或其他穿戴式装备，可以监测心跳、心律变化，还能记录运动量和睡眠时间。一些老年人还蛮喜欢这类"新玩具"，除了能看到自己每天的作息记录，软件还会跳出可爱的鼓励画面，这也会让老年人充满成就感，愿意继续保持下去。

此外，手机的App商店里还有各种健康管理

App，可以输入体重、血糖、血压值等数值，记录每天饮食的内容，帮助长辈管理自己的健康情况，复诊时，也可以提供给医生作为诊断参考。

不管是体检，还是日常监测，都只是工具，重要的是根据这些结果采取行动，无论是就医、服药，或是调整饮食作息等，这些行动才能真正为健康加分。

就医疑难大解惑

上了年纪以后，需要看医生的概率会越来越大。关于就医，我提出几项家属跟患者比较困惑的地方，为大家一一说明。

同时有多种慢性病，如何避免每天跑医院

之前我们谈过，为了避免老年人在不同科室团团转，同时也避免重复用药，最好"大部分的病都由同一位医生看"。

如果家附近的医院刚好有老年科，那是最好的。因为老年人跟年轻人的状况很不同，通常年轻人去看医生，只是为了单一问题，但老年人可能同时有很多毛病，糖尿病、高血压、关节炎、骨质疏松……多病集一身，因为病症复杂度高，帮老年人看诊所需的时间通常比年轻人的时间长许多。

再者，年轻人的病情通常不会有太大变化，但是老年人的病情可能在短期内发生较大变化。

我有位老年患者，本来肾功能还可以，谁知道两个月前，他的肌酐值突然暴增到194.5微摩／升（正常值是57～111微摩／升），原因是他吃了感冒药和止痛药，导致肾功能急剧恶化。像这种情况，很少会发生在年轻人身上，但在老年人身上则可能很常见。

倘若家附近的医院没有老年科，也可以找一个自己信任的内科医生，同样可以解决老年人大部分的慢性病困扰。我这边特别强调"信任"二字，是因为良好的医患关系，对老年人慢性病的控制大有助益。就我行医多年的观察，若老年人跟医生合拍，自然愿意听医生的话，也会乖乖复诊，病情就容易控制。

至于什么样的医生才容易受"青睐"呢？这个因人而异，有些老年人喜欢风趣的，有些喜欢忠厚的，也有些喜欢有权威感的，但最重要的是，这位医生必须细心认真，有整体医疗的概念，而且能够学习医药新知。

现在信息发达，家属或患者本人可以多花点工夫做功课，找到最适合自己的"投缘"医生，让这位医生成为自己健康的守门人，从而省去多处就医、重复用药的麻烦。

很多慢性病的控制，找一位医生治疗就好。那什么时候必须看专科？就是当必须做一些特别处理，比如做导管，只有心脏科可以做；或是某些治疗痴呆药物只有神经科可以开，就必须去挂专科。

到大医院就诊好，还是就近去社区医院或诊所

到底去大医院就诊好，还是去家附近的社区医院或诊所就可以？这也是很多家属和患者关心的问题。

习惯去大医院就诊的老年人，很多是因为他们某天突然身体不适，去大医院挂急诊甚至住院，之后就一直留在大医院继续看下去了。

大医院的优点是"一站式服务"，设备完善，所有检查都可以集中在同一家医院处理；但如果是在诊所，碍于设备，可能还要转到其他地方做检查。大医院的弊端是通常人满为患，看诊要等很久，挂上午的号，等到下午也是常见的事，若是离家又远，来回看一次病就要花大半天。

那到底要去哪里看病比较好呢？或许有些人会说："很简单，小病去小诊所看，大病去大医院看。"我个人不倾向于用"大病""小病"作为标准，我更倾向采用"疾病的稳定度"和"治疗工具"作为去哪就诊的标准。

为了避免医疗资源浪费，目前正在推动分级诊疗，包括大医院与社区医疗单位合作的双向转诊模式，若患者需要进一步检查，基层单位就可以把患者转诊到大医院，若患者稳定下来，大医院也可以把患者转到基层医疗单位。

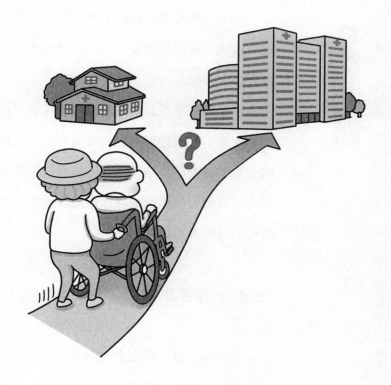

一般感冒或病情稳定的糖尿病、高血压等慢性病在基层医疗单位处理就好，基本上只要受过训练的内科医生就会看这类病，不必一直跑大医院就诊，对患者来说，一方面费用负担较小，另一方面也省时方便。

很多患者跟我反映，去社区医院看病时，抽血、拍X光片、领药等都比较快，但如果到大医院，经常就要等很长时间。说真的，如果老年人病情很稳定，其实在基层医院就诊就好。

至于一些紧急、对健康威胁性大、处理难度大的疾病，或是护理需要完善设备的疾病，就一定要去大医院。

举个例子来说，我的专长是治疗骨质疏松。若诊所觉得平常护理的患者可能有骨质疏松，但因为没有骨密度检测设备，可以送我们医院看，因为不见得每个诊所或社区医院都配有治疗骨质疏松的药物或检测设备。

"名医"一定靠谱吗

我想说的是，很多名医之所以有名，就是因为他们在治疗某类疾病上特别得心应手。

大型教学中心容许医生一辈子只钻研一种病，我有很多老师或同行就只看某一种病，比如只攻甲状腺疾病，或是只攻肺癌，其他类型的病都不看。事情做十遍，跟做一千遍的经验毕竟不同，他们在这种疾病上凝聚了毕生精力，跟各种疑难杂症交过手，所以才

詹医师
小叮咛

要以「疾病的稳定度」和「治疗工具」作为选择医院的标准，一般感冒或病情稳定的糖尿病、高血压等慢性病，基层医疗机构就能处理，患者也省时方便。

能成为该领域的个中翘楚，能够处理一些其他医生处理不了的棘手问题。

如果老年人遇上了某些特别难缠的疾病，或是在其他医生那里控制得不好，可以去找专攻相关领域疾病的名医看看，说不定就能找出症结。但如果只是小毛病，一般医生就可以解决，不必特地求访名医。

医生建议的自费项目，该怎么做评估

很多患者看医生时，会遇到医生建议自费购买某种药物，或是做手术时自费用某种技术或某些耗材。例如，老年人要换人工关节，到底用医保的垫片还是用自费的垫片？做手术，该用医保的传统刀还是用仿真机械手臂？要不要自费买透明质酸贴片防止沾黏？

这些问题，常让家属或患者踌躇不决。

要不要接受自费项目，从实际的方面考虑，首先要看家庭经济状况。的确有些自费手术可以让患者少受罪，例如，前列腺增生的冲击波手术，有失血少、术后疼痛少等优点，但费用可观，并非所有人都可以接受。

自费项目有其优点，但对于大众来说，还要考虑性价比的问题。

坦白说，不同医疗体系对于自费项目的政策也不同。有的医院并不以患者的自费项目作为考评指标，因此，如果医生向患者推荐自费项目，通常都是基于专业判断，觉得这个自费项目对患者有利。

举例来说，很多治疗骨质疏松的药物，医保标准严格，我可能会建议需要的患者用自费药物。其实，建议自费项目对医生来说势必要费许多唇舌说明理由，若不是为患者好，也不愿多花时间与心力去解释。

然而每家医院对自费项目的政策不尽相同，若患者实在觉得疑惑，可以寻求另一位医生的第二诊疗意见。

何时寻求第二诊疗意见

谈到第二诊疗意见，什么情况下应该寻求第二诊疗意见呢？基本上，只要患者对自己的医疗方式提出质疑，或是单纯不信任原医生，都可以去寻求第二诊疗意见。只是基于不浪费医疗资源，同时也节省个人时间、心力、费用的考虑，我并不鼓励患者每次都要"货比三家"，动不动就换医生；但如果患者被诊断出重大疾病，或是医生建议要动大手术，患者若觉得不踏实，希望知道其他医生的见解，这时寻求第二诊疗意见，跟不同医生讨论治疗方向，也是一种明智的做法。

不过，并不是每位医生都能接受患者询问第二诊疗意见。我自己完全没有芥蒂，但我也知道有些医生会不悦："你都已经看过××医生

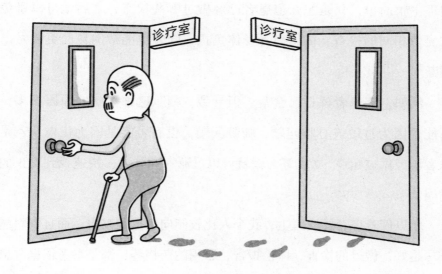

了，还来找我干什么?"特别是若这两位医生意见相左或是地位一时瑜亮，就有可能发生这种状况。

有些患者或许因为担心医生会不高兴，就会用"盲测"的方式，刻意隐瞒已经看过某医生，去找其他医生询问，对此，我持中立看法，患者要"盲测"是他的自由，但如果是通过我来转介其他医生寻求第二诊疗意见，我一定会跟另一位医生实话实说。

我自己在看诊时，也常问患者："你之前看过其他医生吗?"其实很少有患者是"一张白纸"，我觉得看过其他医生也没问题，我询问的理由很简单，只是想知道患者已经做过哪些检查，之后就可以避免重复做相同的检查，徒增患者身体负担，同时也能帮助自己更快做出判断。

例如，有患者说自己会喘，但导致"喘"这种症状的原因很多，可能是因为过敏或心脏问题、肺脏问题，也有可能是因为焦虑，若是患者已经做过超声、X光等，我就可以过滤一些状况，快速找到真正的病因。

所以倘若患者要换医生，我个人比较倾向于据实以告，而且资料越详尽越好，做过的检查、体检报告、服用的药物等，都是参考依据，患者准备得越齐全，浪费的时间就越少。

如果患者被诊断出重大疾病，或医生建议动大手术，患者若希望知道其他医生的见解而寻求第二诊疗意见，跟不同医生讨论治疗方向，也是一种明智的做法。

PART

IV

18种
老年常见疾病

"三高"：高血脂、高血糖、高血压

严老先生前阵子去做了全身体检，隔了一周，到医院看报告，赫然发现里面有一堆异常。

不知道什么时候开始，自己竟然成了如假包换的"三高男"，只是这"三高"不是人人称羡的"颜值高、学历高、薪水高"，而是人人避之唯恐不及的"血脂高、血糖高、血压高"。

虽然严老先生觉得自己明明好端端的，并没有什么特别不舒服的地方，但看到这么多异常，还是让他心惊肉跳。负责解说报告结果的医生建议严老先生应该挂内分泌科，好好控制这三只"脱缰野马"，免得日后引起各种麻烦的并发症。

"三高"（高血脂、高血糖、高血压）通常都没有什么明显症状，一时也不会致命，却是老年人的"万病之源"，因为它们都会导致动脉粥样硬化，"三高"要是没控制好，很容易造成血管堵塞，堵住哪里，哪里就会出问题，增加各种并发症的风险。

血脂异常

我们先来谈谈"三高"中，"相对"比较容易控制的血脂。

要判断是否血脂异常（即高血脂），大致要看以下几项：总胆固醇（TC）、高密度脂蛋白胆固醇（HDL-C）、低密度脂蛋白胆固醇（LDL-C）和甘油三酯（TG）。

高密度脂蛋白胆固醇可以将周边的胆固醇带到肝脏代谢，所以也常被称为"好胆固醇"，数值高点比较好；至于低密度脂蛋白胆固醇，因为容易沉积在血管壁，则常被称为"坏胆固醇"，数值低一点比较好。而甘油三酯则是中性脂肪，负责能量储存与补给，太多的话也不好。

如果老年人有糖尿病或其他心血管疾病，血脂必须比一般患者控制得更好，才能够降低心肌梗死等疾病的风险（标准大致见表2所示）。

就我的临床经验，通过药物来控制血脂十分有效，一般来说，如果患者遵从医嘱吃药，并认真调整生活习惯，3个月左右就能见效。

一般来说，治疗第一年应该每3～6个月抽血检查一次，第二年以后，则应每6～12个月抽血检查一次，同时要注意是否有肝功能异常、横纹肌溶解等不良反应。

表2　血脂控制标准

	一般患者 （mmol/L）	有心血管疾病或糖尿病的患者 （mmol/L）
总胆固醇（TC）	<6.1	<5.2
甘油三酯（TG）	<2.2	<1.7
低密度脂蛋白胆固醇（LDL-C）	<3.4	<2.6
高密度脂蛋白胆固醇（HDL-C）	<1.0	<1.0

　　如果控制得很好，数值一直达标，血脂问题未必需要长期吃药，但到底要不要继续吃药，请交给医生来判断，不要自作主张，老年人若有血脂问题，切勿自己乱停药，记得复诊，听医生指示。

　　另外要特别提醒的是，很多有血脂问题的患者，都会听亲友介绍，买一些保健食品来吃，有些或许真的有效，但由于这些保健食品可能会跟药物产生一些相互作用，我个人建议，服药期间最好不要同时吃保健食品，特别是服用他汀类药物时，不可食用红曲，以免增加横纹肌溶解及肝功能异常的风险，千万要注意。

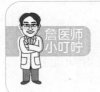

如果老年人有糖尿病或其他心血管疾病，必须控制好血脂，才能降低心肌梗死等疾病的风险。

糖尿病

谈完血脂异常，接下来介绍另一个对健康有巨大威胁的糖尿病。

血糖就是血液里的葡萄糖，正常来说，我们身体会分泌胰岛素，促进细胞利用这些葡萄糖，但若胰岛素功能异常，血中糖分就无法充分利用并代谢，导致血糖浓度过高，当血糖浓度高到一定程度，就会从尿液排出，即出现尿糖。

糖尿病初期，大多数人都没有感觉，要到后期才会出现"三多一少"（吃多、喝多、尿多、体重下降）的症状。现代人之所以发现自己有血糖问题，多半是通过体检得知，表3是判断糖尿病的各项数值标准。

表3　判断糖尿病的数值标准

	空腹血糖 （mmol/L）	口服葡萄糖耐量试验 （mmol/L）	糖化血红蛋白[1] （%）
正常	3.9~6.1	<7.8	<5.7
糖尿病前期	6.1~7.0	7.8~11.1	5.7~6.5
糖尿病	≥7.0（2次）	≥11.1	≥6.5

1　糖化血红蛋白指血液里葡萄糖黏着在红细胞里的血红蛋白比例，可以反映过去约3个月的血糖情况。

高糖分的血液会使血管受损，糖尿病如果没有控制好，后果不堪设想，很有可能因而引发严重病变，导致失明、截肢等。

❶ 大血管病变

长期高血糖会使动脉血管壁受损，导致动脉粥样硬化，也会加速血栓形成，增加心肌梗死、脑卒中的危险。

此外，患者的脚部也可能因为血液供给减少，而出现间歇性跛行[1]、伤口愈合慢，严重者甚至可能截肢。

❷ 小血管病变

长期高血糖也容易引起小血管阻塞或纤维化，因而产生病变。常见的糖尿病小血管病变并发症有以下这3种。

·视网膜病变：小血管阻塞会导致视网膜缺氧，引起新生血管增生，容易造成视网膜的水肿或黄斑水肿，影响视力甚至导致失明，有糖尿病的老年人一定要定期到眼科做眼底检查。

---

1 间歇性跛行是行走或从事一段时间活动以后，下肢会肌肉疼痛、麻痹、抽筋，因而导致暂时跛行的状况，休息一阵子会好转，但经常一走就痛，此病症经常与下肢动脉硬化有关。

·**肾病变：**糖尿病初期会有蛋白尿、血压上升等症状，严重者会造成慢性肾衰竭，下一节谈论肾脏病时，会有更详细的解释。

·**神经病变：**由于神经缺氧坏死，对痛觉及温度的感觉会变差或变得异常，影响生活品质。

老年人血糖控制不必过严

如果老年人有糖尿病，就要长期吃药控制。关于血糖的控制目标，是有年龄之分的，对一般糖尿病患者来说，医生会希望他把糖化血红蛋白控制在6.5%以下，但为了预防低血糖风险，老年人控制血糖，糖化血红蛋白尽量不要低于7%。

因为低血糖处理不当，是致命性的。一般人低血糖可能会有头昏、恶心等症状，及时补充糖分症状可得到缓解，但老年人身体的恒定性差，可能根本没有前兆就直接昏倒，若身边无人发现，就会有生命危险。

我常跟患者说，血糖是"高有救，低没救"，虽然我们要尽力别让老年人的血糖飙升，但也要避免血糖过低带来的生命威胁。

所以，我建议相对健康的老年人，糖化血红蛋白控制在7%左右就好，中度虚弱者可以到8%，已经很虚弱的老年人甚至可以到9%。

年轻患者的血糖控制被严格要求，那是因为他们还"来日方长"，身体要用很久，不好好保养，后患无穷。可是，虚弱、有多种疾病的老年人，再要求他严格控制血糖、血压，反而会降低老年人的生活品质，所以真的没必要约束过严。

但是如果老年人还很硬朗，预期余命还"来日方长"，就应适当严格，不能太宽松，糖化血红蛋白控制在7%以下才算比较理想。

高血压

"三高"中还有一"高"的健康威胁也很大，那就是高血压。跟糖尿病一样，长期处于高血压状态，会损伤血管内壁，促使血管硬化，导致心血管疾病、视网膜病变、慢性肾病等。

正常收缩压应该要小于120毫米汞柱，舒张压小于80毫米汞柱，二者任何一个超过这个数值即是偏高。

根据偏高的程度，又可分为不同级别（表4）。高血压前期一般不需要服药，建议先调整生活方式，比如低钠饮食、运动、戒烟、戒酒等，但如果已经属于1级以上，收缩压／舒张压≥140／90毫米汞柱，就有治疗的必要。

值得一提的是，2017年底，美国心脏病学会年会发布了新版的高血压指南，把高血压的定义修正为：收缩压／舒张压≥130／80毫米汞柱，标准趋于严格（表5）。

表4　高血压分级对应表

	收缩压（mmHg）		舒张压（mmHg）
正常	<120	且	<80
高血压前期	120～139	或	80～89
1级高血压	140～159	或	90～99
2级高血压	160～179	或	100～109
3级高血压	≥180	或	≥110

表5　美国的高血压分级对应表

	收缩压（mmHg）		舒张压（mmHg）
正常	<129	且	<80
正常偏高	120～129	且	<80
1级高血压	130～139	或	80～89
2级高血压	≥140	或	≥90

之所以要把高血压标准前移，目的是要强调早期干预的重要性。根据美国国家卫生研究院（National Institutes of Health, NIH）的一个大型临床试验，若收缩压控制在120毫米汞柱以下，相较于传统标准140毫米汞柱的患者，总死亡率、心血管和心衰死亡率都会明显下降。

截至2019年9月，欧洲心脏病学会（European Society of Cardiology, ESC）与高血压学会（European Society of Hypertension, ESH）的标准仍把高血压的定义界定在传统的140／90毫米汞柱以上。我国依此标准。

但我个人觉得，提高对高血压的警觉性，对预防许多疾病确实有明显助益，大家或许可以把更严格一点的标准放在心中，当作一个血压控制的标杆。

我并不是要大家只要血压超过130／80毫米汞柱，就忧心忡忡赶紧去医院，而是强调早期预防与调整生活方式的重要性，血压只超一点时，靠调整生活方式把血压控制在正常范围内是相对容易的，但血压一旦超标太多，控制难度就会增加，对健康的威胁更是不容小觑。

慢性病患者的血压控制须更积极

人的血管弹性原本就会随年龄而变差，加上其他因素如疾病、药物等推波助澜，大约三分之二的老年人都有高血压的问题。

　　高血压的危险在于，它跟糖尿病一样，都是"隐形杀手"，初期没什么症状，等到患者觉得有症状了，血压通常都已经相当高了。

　　血压从收缩压115毫米汞柱，舒张压75毫米汞柱开始，收缩压每增加20毫米汞柱，或舒张压每增加10毫米汞柱，罹患心血管病变的风险就会提高2倍。例如，以同年龄长者来说，一位收缩压180毫米汞柱的老年人，心血管病变的概率比收缩压120毫米汞柱的老年人提高了6倍！所以，老年人若希望能健康长寿，血压一定要控制好。

　　针对一般人和脑卒中患者，血压控制目标为：以AOBP[1]测量，收缩压小于140毫米汞柱、舒张压小于90毫米汞柱。针对冠状动脉心脏病、慢性肾衰竭、年龄超过75岁的患者，控制目标为：收缩压小于120毫米汞柱，舒张压则不计。至于糖尿病、使用抗血栓药物预防脑卒中的人，控制目标则为：收缩压小于130毫米汞柱、舒张压小于80毫米汞柱。

　　不过要以AOBP的方式测量血压，实在有点麻烦，总之，患者要记住：即使只能采用一般测量方式，目标值就是收缩压小于140毫米汞柱、舒张压小于90毫米汞柱，若有慢性病，就要更积极地控制血压，维持收缩压小于130毫米汞柱、舒张压小于80毫米汞柱。

1　AOBP是指自动化诊疗室血压测量系统，包含四个要件：使用自动电子血压计；测量至少3次血压，间隔1分钟；多次测量自动算出平均值；在无医疗人员在场的独立房间内，且不被干扰的状况下完成。

　　如果老年人血压值太高，只能吃药控制了，跟糖尿病一样，必须长期服用，才能够稳定发挥疗效。

　　不过，因为大部分的降压药都会同时降低收缩压与舒张压，可是有些老年人的高血压是"单纯收缩期高血压"，也就是说，只有收缩压是高的，舒张压正常，但吃药以后，双压齐降，结果本来正常的舒张压变得太低，这样反而导致心脏血流灌注减少，使人不适。像这种情况，就不能强求把收缩压严格控制在140毫米汞柱以下，让血压维持在"有一点点偏高，但不会太高"的范围可能会好一点，要怎么拿捏，必须由医生诊断后再决定。

控制"三高"：稳定服药，调整生活

　　要控制"三高"问题，以下有几点建议。

① 乖乖服药

　　要控制"三高"，按照医嘱服药很重要，一定要长期服药，才能有效控制。

　　可是很多老年人都对长期吃药有各种想法："我又没有很不舒服，

为什么要吃药？是药三分毒，吃药伤身体""长期吃药不是会伤肾吗？到时候透析怎么办"……

我经常得花不少唇舌解释，"三高"一开始确实没什么症状，当然不会很不舒服，但如果放任不管，等到有症状，事情就严重了，不是脑卒中，就是心肌梗死，那时候就不只是吃吃药这么简单了。

相反，"三高"若能控制好，就能预防小病变大病。据研究，高血压经过治疗，可以降低35%～40%的脑卒中发生率，20%～25%的心肌梗死发生率，50%心力衰竭的发生率。

糖尿病也是，糖化血红蛋白每降低1%，视网膜病变概率便可以降低37%，周围血管并发症概率降低43%，心血管并发症概率降低14%，小血管并发症概率降低37%，是不是很值得呢？

再来说说"药物伤肾"的误区。我必须再次强调：会伤肾的不是"药"，而是"过高的血压和血糖"，吃药是为了控制高血糖、高血压对肾脏的损伤，不吃才会伤肾。除非医生有指示，否则老年人请千万不要自行停药，或自作主张更改剂量！

詹医师小叮咛

按照医嘱服药很重要，千万不要自己随便停药，或自作主张更改剂量，一定要长期服药，才能有效控制"三高"，避免小病变大病。

② 控制饮食

有人戏称"三高"问题是"吃太好的病"，这种说法还真的有点道理。三餐大鱼大肉、浓油赤酱，吃得越"嗨"，"三高"就越难以控制。

有血脂异常，就不能吃太油，尤其要远离饱和脂肪酸（如肥肉、鸡皮、棕榈油等）、反式脂肪酸（植物黄油等人造油脂、酥油）。高胆固醇的食物如动物内脏、鱼卵、虾卵、蛋黄等，也不宜多吃。此外，最好能多摄取一些蔬菜，因为膳食纤维可以在肠道内带走过多的胆固醇。

糖尿病患者则要控制碳水化合物的摄取，选择低GI[1]饮食以维持血糖的稳定。一般来说，膳食纤维含量越高，精制化程度越低，GI值越低。举例来说，糙米就比白米的GI值低；全麦吐司就比白吐司GI值低。常见食物GI值可见表6。

而有高血压问题的老年人，除了少油、少糖，饮食更要清淡，一定要控制盐分的摄入量，也要少吃加工食品，以免摄取过多盐分而不自知。采用搭配大量蔬果、全谷类、适量的禽肉鱼蛋的"地中海饮食"，也对控制高血压有帮助。

1　GI是血糖生成指数英文Glycemic Index的缩写。高GI食物会让血糖骤升，而低GI食物则会让血糖缓慢上升。

　　总之，有"三高"问题，饮食最好奉行"三低一高"：低油、低糖、低盐、高膳食纤维的均衡饮食原则，才能够"清血路"，保平安。

表6　常见食物GI值表

食物种类	GI值		
谷薯类	馒头　88 糯米饭　87 玉米片　79 即食燕麦粥　79	红薯　77 大米粥　69 土豆　62 荞麦面条　59	乌冬面　55 山药　51 意大利面　49 芋头　48
蔬菜类	南瓜　75	胡萝卜　71	茄子　15
豆类及其制品	豌豆　42	扁豆　38	绿豆　27
水果类	西瓜　72 哈密瓜　70 菠萝　66 芒果　55	香蕉　52 猕猴桃　52 橘子　43 葡萄　43	苹果　36 梨　36 桃　28 樱桃　22
乳及乳制品类	冰激凌　51 酸奶　48	脱脂牛奶　32 全脂牛奶　27	豆奶　19
烘焙食品类	白面包　88	酥皮糕点　59	
零食坚果类	苏打饼干　72 爆玉米花　55	巧克力　49 腰果　25	花生　14
饮料类	橙汁　50	可乐饮料　40	水蜜桃汁　33
糖类	麦芽糖　105 蜂蜜　73	蔗糖　65 乳糖　46	果糖　23

③ 适度运动

运动不仅对控制"三高"有明显好处，对很多其他慢性病也有帮助，能促进血液循环、维持理想体重、增加心肺功能跟肌耐力、改善心情等。

据研究，单纯饮食控制可以在一年内降低甘油三酯8%，但如果加上运动双管齐下，则可以使甘油三酯降低33%。

建议老年人若体力许可，最好每周能有3天、每次持续30分钟的运动量。有"三高"的老年人真的要听我劝告：动，才有救！

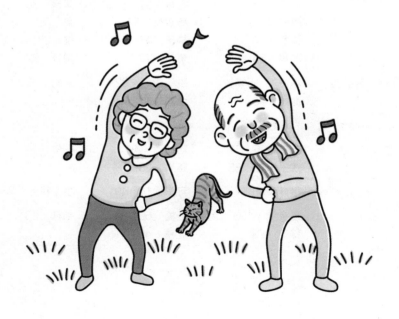

肾脏病

已经有20年高血压、糖尿病史的老林，这阵子觉得自己的尿似乎有点不大正常，每天早上排完尿，发现马桶里的尿就像是刚倒出来的啤酒似的，泡沫一大堆。

人家都说，小便泡沫多不是件好事，有可能是肾脏病。老林有点慌，肾脏病不是要洗肾（即透析）吗？一星期得洗好几次，每次要折腾好几个钟头，这多麻烦啊！

老林心想，虽然自己以前吃药都是有一搭没一搭的，但不都说"是药三分毒"吗？吃这么多年西药累积下来，可能很"伤肾"，是不是该停掉西药，去中药房抓几服药煎来吃，中药应该比西药"温和"吧？

没想到老林的儿子小林知道了，却气急败坏地数落了老林一顿："爸，有病要看医生，你这样乱吃药，最后保肾不成反而伤肾啊！"

肾脏是体内代谢废物、维持人体水分以及维持电解质平衡最重要的器官。肾功能的退化是不可避免的，30岁以后，每增加一岁，肾功能平均每年就会下降1%。

有些老年人会担心："这样的话，我更老时是不是就一定要洗肾？"

其实如果老年人身体没有什么大问题，不必担心洗肾问题。理论上，如果没有其他会影响肾脏的疾病（比如严重的糖尿病），或是因为摄入损肾毒素，老了以后，就算肾功能没有年轻时好，也能维持正常代谢。

即便是肾脏有些毛病，若是控制得宜，也还可以撑着用很长一段时间。我有个患者是3期末的慢性肾脏病，也是经过了好多年才必须开始透析。一般健康没有大碍的老年人真的不必太过担忧。

急性可逆，慢性不可逆

肾脏病有急性、慢性之分；急性肾脏病，若是处理得当，病况通常可控。

例如，老年人原本是健康的，但突然发生车祸而休克，肾脏一时没有血液供应，造成急性肾衰竭；又或者因为感染、脱水、心力衰竭等其他原因，导致肾脏血液灌注不足，肾功能就会拉警报。此外，输尿管、膀胱、尿道若是发生阻塞，导致尿液无法顺利排出，也有可能让肾功能急剧恶化。除了外力或疾病，药物或有毒物质也会引起急性肾脏病。

像上述这些情况，通常移除致病因子后，症状会明显改善，就算要透析，也只需要进行一段时间，之后肾功能就会慢慢恢复，虽说未必能完全恢复，但至少很多情况还是可以"逆转"的。

像我有个患者，本来挺健康，肾功能却突然恶化，肌酐数值大幅上升，安排住院以后，我们开始找原因，患者坦承自己买了草药熬煮来喝，我们把草药送到毒理室化验，里面竟含有马兜铃酸，这就是引起急性肾功能衰竭的原因。后来经过治疗，才保住了部分肾功能。

至于慢性肾脏病，则几乎不可能逆转。正常肾脏的肾小球滤过率为$100 \sim 120\text{mL/min/}1.73\text{m}^2$，肾小球滤过率的数值越小，代表肾功能越差，慢性肾脏病按严重度，大致可分五期，见表7。

除了肾小球滤过率，肌酐也是评估肾功能的指标，这是肌肉活动后产生的代谢物质，肾脏会将其代谢出去，肾功能不好的话，这些物质就会累积在血液中无法顺利代谢出去，60 ~ 79岁男性正常值为57 ~ 111微摩／升，60 ~ 79岁女性正常值范围为41 ~ 81微摩／升，数值越大，肾功能越不好。

表7　慢性肾脏病严重程度分期表

分期	状况	肾小球滤过率（mL/min/1.73 m^2）
1	肾功能尚无问题，但有蛋白尿、血尿之类的肾脏损伤问题	>90
2	轻度肾功能障碍	60～89
3	中度肾功能障碍	30～59
4	重度慢性肾功能障碍	15～29
5	末期肾衰竭	<15

糖尿病、高血压：两大肾脏杀手

台湾地区透析人口很多，很多人可能以为，透析比例高，都是因为乱吃药把肾搞坏了。

乱吃中草药或来路不明的保健食品，的确可能会增加肾脏病的风险，但造成慢性肾脏病最常见的原因其实是疾病，特别是糖尿病、高血压与肾小球肾炎，三者加起来占所有慢性肾脏病患者的75%，还有一些人则是因为自身免疫病导致肾脏发炎。

台湾地区的老年人中，有两成患有糖尿病，还有高达六成有高血压，这两种疾病都可能会造成肾脏病。去透析中心问一圈，你会发现，那里的患者绝大多数不是有糖尿病就是有高血压，或是二者皆有。

为什么糖尿病会损伤肾脏呢？因为肾脏长期过滤高血糖的尿液，会导致肾小球增生，伤害肾脏小血管，引起肾脏结构改变。而高血压则是因为增加了肾小球压力，导致小动脉硬化。

所以我才会不厌其烦地提醒老年人，一定要控制好这些慢性病，免得病上加病。如果老年人本身就有糖尿病、高血压等慢性病，应该每半年复查一次肾功能，而那些肾脏本来就不好的老年人，可能要复查得更密集。

肾脏彻底罢工后只能靠透析

早期的慢性肾脏病除了蛋白尿，并没有很明显的症状。蛋白尿最常见的就是尿液会有很多泡沫，

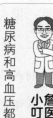

糖尿病和高血压都可能会造成肾脏病，一定要控制好这些慢性病，免得病上加病。

詹医师
小叮咛

不过，也不必因为尿里有泡沫就大惊失色，有时候只是普通的磷酸盐过多而已，不见得是蛋白尿，要精准判断需要做尿液检测。

前两期的慢性肾脏病，患者通常不会有明显不适，但到了3期以后，就可能会有水肿、贫血、电解质紊乱或尿毒症等问题。

大致来说，临床判断偏向为4期的患者，会转到肾脏科治疗；至于比较前期的慢性肾脏病，则可以留在老年科控制病情。

前几期的肾脏病，除了要避免肾脏继续受到伤害（比如控制好糖尿病、高血压），还可以用一些药物来保护肾脏，例如，有些药物可以让红细胞通透性变好，减缓肾功能恶化的进程。

如果到最后，肾功能已经太差，不得已也只好靠透析，用人工的方式把身体的废物带走。

有些人误以为透析会"改善"肾功能。其实并不是这样，透析是因为肾脏已经彻底罢工，不得已用机器来取代肾脏，并不是"治疗"肾脏。刚开始透析时，还可能会破坏肾功能，而且之后也只能一直透析，肾功能不会因此而恢复正常。

延长肾脏使用期限

因为慢性的肾功能损坏是不可逆的，若老年人肾功能已经有问题，最重要的保肾原则就是：尽可能不要让肾脏继续受到伤害，以延长肾脏的使用期限。日常生活中，要注意以下几点。

❶ 控制好血糖与血压，避免肾脏病继续恶化。

❷ 定期追踪肾功能。

❸ 不要摄取过多高盐、高钾、高磷、高蛋白的食物，以免造成肾脏负担。

❹ 不要服用成分不明的偏方、中草药或保健食品。

❺ 用药须特别谨慎。

关于第5点，我要特别解释一下：肾脏不好的人用药之所以要谨慎，是因为很多药物都必须通过肾脏来代谢，因此肾功能不好的患者要小心监测用药状况。

以止痛药为例，对健康的人来说，服用止痛药并不是什么大不了的事，但对肾功能有问题的人来说，止痛药有可能会加速肾功能的恶化，一定要小心。

但这也不意味着肾脏病患者就不能使用止痛药，而是要随时监测，如果造成不良影响，就要及时换药。

有些患者矫枉过正，害怕吃药"伤肾"，干脆不吃药，就连控制高血压或糖尿病的药也停掉不吃，结果血压、血糖一起"爆表"，原本想护肾，最后反而更伤肾。

总之，因为肾脏病患者代谢功能已经失调，饮食、用药要比一般人更谨慎。长辈们一定要好好配合医生，吃药、改药、调药量一定要提前跟医生讨论，千万不要自己买药就吃，或是自作主张随意停药，尽可能延长肾脏使用期限。

詹医师
小叮咛

慢性肾功能损伤是不可逆的，要控制好血糖、血压，注意饮食、药物及保健食品的摄取，以延长肾脏的使用期限。

脑卒中

70岁的邓伯伯，个性豪迈，虽然血压有点高，肚子圆得像尊弥勒佛，但还是烟酒不忌。

过去当过居委会主任的他，即使退休后，在邻里间还是相当活跃，社区里所有婚丧喜庆的场子，都少不了他到处吆喝劝菜、敬烟敬酒的身影。

就在前年的年终聚餐时，酒过三巡，邓伯伯突然有点不舒服，话说到一半，半张脸竟垮了，手臂也软弱无力、举不起来，就连说话也变得结结巴巴，旁边的人都吓傻了……他不会是中风（即脑卒中）了吧？

大家正慌成一团，有经验的小陈赶紧跳出来主持大局，马上叫了救护车，紧急把邓伯伯送急诊。

那天以后，整整一年时间，邓伯伯都没有参加任何社区活动，直到最近，才又出现在社区活动中心，整个人瘦了一圈，但至少能走动了，他看到昔日酒友，忍不住出言相劝："大家还是要好好保养身体，千万别像我一样呀！"

脑卒中一直在台湾地区十大死因中名列前茅，大部分患者都是老年人，随着年龄增长，脑卒中的风险也会增加。

脑卒中是脑细胞和组织坏死的疾病，大脑因为局部血流障碍，导致急性的功能丧失。一般会把脑卒中分为出血性和缺血性两种，出血性就是所谓的脑出血，脑血管破裂导致血块压迫到组织影响供血。

出血性脑卒中经常伴有突如其来的剧痛，若是出血量少，可能会自行吸收；若是出血量多，有时候就必须做手术将血块清除。

能不能做手术以及做手术的成功率，跟出血的部位有很大关系，如果出血在外层，比较容易处理，但如果出血在深层，就会比较棘手，大脑是很精细的东西，稍有闪失就会影响重大。

而缺血性脑卒中，则是因为脑血管堵塞，导致脑细胞和组织缺血，有七成的脑卒中属于此类。

至于为什么脑血管会堵塞呢？一种是因为脑动脉硬化，胆固醇、脂肪等沉积在血管，导致管腔变小，血液中的血块或其他杂质形成的血栓随着血流流到变窄的部位时，如果过不去就塞住了。还有一种则是因为患者本身有心脏病或其他问题产生栓塞，这些栓塞跟着血流到处跑，跑到窄一点的脑血管卡住，就会引起缺血性脑卒中。

脑卒中常见的临床表现就是短暂性脑缺血发作，又称"小卒中"。因为脑部不完全阻塞，导致暂时性缺血，患者可能会突然剧烈头痛、视物模糊、手脚无力或口齿不清，具体症状要看出问题的区域是掌管哪些功能，但这些症状都是暂时性的，有些人可能几分钟就好了，通常在24小时内都会恢复正常，也不会有永久性的伤害，因此很多人根本不知道自己刚刚有缺血的情况。

但如果有这样的情况，最好不要掉以轻心，短暂性脑缺血发作是一个强信号，曾经有过短暂性脑缺血发作的人，有三分之一之后会发生真正的脑卒中，若曾出现刚刚说的那些状况，建议去医院检查一下。

争取黄金3小时

常见的脑卒中征兆包括以下几点。

❶ 嘴歪眼斜，脸部表情不对称。

❷ 单侧或两侧手脚无力、抬不起来。

❸ 意识模糊甚至昏迷。

❹ 突然大舌头，口齿不清，无法表达简单句子。

❺ 晕眩、呕吐、头痛。

❻ 步态不稳，走路歪歪斜斜。

❼ 眼睛突然看不清楚，或是视野缺损。

为了帮助民众判断并做出正确响应，美国辛辛那提大学（University of Cincinnati）提出一套口诀"FAST"，训练紧急救护员在第一时间辨识脑卒中症状，这四个英文字母代表的意义如下。

F（Face）：让患者试着露齿微笑，观察是否有半边脸麻痹、表情不对称的情况。

A（Arm）：让患者试着把双手举平，观察是否有单侧无力或者是无法抬举的问题。

S（Speech）：让患者重复一个简单的句子，或回答一个简单的问题，看是否口齿不清或难以表达。

T（Time）：记下症状发作的时间，让医生方便计算患者发病到送至医院的时间。

FAST也是英文"快速"的意思，抢救脑卒中的确要分秒必争，这个口诀可以帮助民众记忆、判断，万一家里老人出现这些状况时，不要迟疑，马上送急诊，针对脑卒中患者，几乎所有急诊室都有快速通道，家属千万不要还傻傻地挂普通门诊等待，那恐怕就来不及了。

此外，家属也不要过于慌张，就乱给患者放血或者是立刻让患者吃降压药（急剧地降压有可能会使病况恶化），最重要的动作就是冷静记下发作时间，尽快送医。

大家可能听过"黄金3小时"的说法，在急性缺血性脑卒中发病的3小时内，用溶栓药紧急治疗，可提高脑卒中患者的康复概率，或至少降低可能造成的伤害程度。

这种药剂的最佳治疗时间是3小时或4.5小时以内（所以也有"黄金4.5小时"的说法），时效过了效果就将大打折扣，出血的并发症也会增加。

现在还有一种更新的技术，可以把溶栓药直接从动脉打进堵塞的血管中，做局部溶解，效果也很好，最佳治疗时间可以拉长至6小时以上，但不是每家医院都有医生24小时待命做这种处理。

无论是3小时、4.5小时或6小时，都必须争取时间，所以我才会强调，有脑卒中症状，千万别耽搁！赶紧送急诊！

詹医师小叮咛

抢救脑卒中要分秒必争，冷静记下发作时间，尽快送医，千万不要乱给患者放血或立刻让他吃降压药。

肢体与心灵同样需要康复

到医院以后，医生会帮患者做一连串的神经系统影像学检查，之后判断是否要进一步做手术，或是要给予何种药物。

过了急性期，只要患者生命体征稳定下来，就要积极康复，越快越好。康复跟急救一样，也是要抢时间的，前6个月神经可塑性强，进步最快，超过1年以后，则进展趋缓，并不是说1年以后就不用康复了，而是大概率只能维持现状，进步幅度不大。

说真的，脑卒中最大的挑战其实不是死亡，而是失能。我听过不少老年人说："如果严重中风，我宁愿死掉，也不要半身不遂！"

但是，这种事情其实无法自己选择，如果真遇上了，也只好勇敢面对。老年人脑卒中以后，除非很幸运，一开始造成的伤害非常小，否则很难完全恢复，或多或少都会有损害，但通过积极康复，还是有机会保障一定的生活品质。

脑卒中初期的康复重点在于通过一些被动式的运动防止挛缩问题；中期则是协助老年人可以支撑；后期则是让老年人站立甚至行走，恢复行动能力与生活自理能力。

家属和患者要有个心理准备：康复是一场持久战，无论是患者本人或是照顾者，可能都会产生巨大的挫折感。

本来行动自如的长辈，突然手脚不听使唤或失语了，生活大小事变得要人帮忙，就连如厕、洗澡这种私密事都要假手他人，吃饭穿衣等简单小事也要全都从头学起，很多长辈会因此感到意志消沉，或是变得很没安全感，觉得自己拖累家人。

而对子女来说，也会因为父母生病，打乱了原本的生活节奏，照顾压力也经常让人难以消受，即使请护工帮忙照料，但仍必须挪出许多时间、心力，支出也会大幅增加，不少家庭的关系会变得紧张，患者跟家属的生活品质都会受到冲击。

脑卒中后，很多患者及其家属都会产生抑郁倾向，不仅患者受损的肢体需要康复，本人与家属的心灵同样需要康复，必要时，应该寻求社工、医生或心理治疗师的帮助，加入患者团体或照顾者团体，彼此打气、取暖、分享经验与心路历程，也是一个减轻压力的方法。

詹医师
小叮咛

康复是一场持久战，不仅患者受损的肢体需要康复，本人与家属的心灵同样需要康复，必要时，应该寻求社工、医生或心理治疗师的帮助。

控制"三高"，远离脑卒中

谈完了脑卒中的症状、治疗与康复，让我们回过头来谈谈哪些人是脑卒中的高危人群。如果老年人很幸运，现在还很健康硬朗，就要尽量避免这些危险因子，"防病于未然"；若老年人曾经脑卒中，则更要谨慎控制，避免再次脑卒中。

脑卒中的危险因子分为两大类：一类是没办法改变的，比如高龄、性别（男性比女性发病概率高）、家族病史；另一类则是能够控制或预防的，如吸烟、喝酒、高血压、糖尿病、心脏病、血脂异常等。要预防脑卒中，就要控制上述会提高脑卒中概率的生活习惯或疾病。

除了戒烟、戒酒，更要设法远离"三高"：糖尿病会使血管壁增厚；血脂异常则会因为血液中过多的胆固醇加速动脉硬化，增加血管阻塞与脑卒中机会；而高血压更是导致脑卒中的"头号杀手"，高血压患者的脑卒中概率是一般人的6倍，过高的血压让血管内膜变得脆弱，也容易使血管破裂，增加脑出血的概率。

有高血压的老年人一定要把血压控制好，每天监测血压变化，该吃的药也都要乖乖吃。除了控制血压，如果老年人有肥胖问题，就要节制饮食、适度运动，避免体重过重，造成身体负担。

　　此外，要避免过度操劳，维持平稳的心情，动不动就怒火攻心的老年人，血压容易不稳，脑卒中概率自然也较高。凡事想开点，保持心情愉悦，脑卒中才会远离你。

痴呆

这几年，静好婶觉得老伴儿志诚伯越来越奇怪了。

虽说上了年纪，脑子难免会变得迟钝，但志诚伯的忘性未免也太大，不但每天过得糊里糊涂，不知今夕何夕，要他做点什么事，也都置若罔闻，静好婶明明已经提醒过很多次，他还嘴硬坚称静好婶根本没交代过。

不但脑子变钝，性情也大变。志诚伯年轻时是细心温柔的好好先生，但这一两年，他整个人阴阳怪气，看什么都不顺眼，经常没来由地火冒三丈、大声咆哮，跟过去简直判若两人。

更让静好婶困扰的是，志诚伯还怀疑隔壁老王觊觎自己的财产跟老妻，就连静好婶跟老王打个招呼，志诚伯都会疑心两人是在"眉来眼去"，为了这些无中生有的事，不知道闹了多少回，弄得街头巷尾人尽皆知。

每天跟动不动就发疯的志诚伯周旋，静好婶简直筋疲力尽，以前那个温和忠厚的老伴儿怎么会变成这副德性呢？难道这就是人家讲的老年痴呆吗？

据统计，台湾地区65岁以上长者中，7.93%患有痴呆，也就是说，每12位长者中，即有1位痴呆者，到了80岁，患病比例更高，约每5位就有1位患有痴呆。

因为银发族中痴呆者比例高，加上"老年痴呆"这个俗称的缘故，很多人都有一种观念：痴呆是一种老化状态，只要活得够老，就必然会痴呆。

但其实并不是这样的，痴呆并不是正常老化的现象，而是一种疾病。

没错，人老了的确会变得比较健忘（特别是短期记忆），脑子没有年轻时这么灵活好使，学东西也比较慢，但是正常来说，记忆力并不会因为年老而急剧变差。

很多老年人都有这种经历：走在路上，迎面走来一个人，一时之间想不起对方到底是谁，可能回家后才能想起，"唉，刚刚那个是面包店的王老板嘛"。

像这种突然忘记某事，事后才想起来的情况，其实是正常的老化现象，并不一定是痴呆。引起痴呆的原因是疾病，而非老化。

最常见的痴呆是阿尔茨海默病，阿尔茨海默病患者的大脑中会出现不正常的神经原纤维缠结以及淀粉样斑块，导致神经细胞坏死。除了阿尔茨海默病，还包括血管性痴呆、路易体痴呆以及额颞叶痴呆等。

血管性痴呆是由于多次发生不同程度的脑卒中，脑组织因此而受伤。它的病程发展比较难预料，跟脑卒中发病次数多少和受损部位有关。

无论是哪种痴呆，绝大多数都是不可逆的。目前我们能做的就是尽可能延缓恶化的速度，以维持患者的生活品质。

不只是"健忘"

健忘是痴呆最常见的一个症状，而痴呆患者表现出的健忘可能是完全忘记自己说过的话、做过的事，不仅是记忆力减退，其他认知功能、注意力、空间感、语言能力等也可能会变差，有些人还会性情大变，甚至会有幻听、妄想等症状，好像换了一个人。

有些子女可能以为父母只是老了，变得比较"怪"或有点"疯癫"，因而错失早期治疗的机会，虽说痴呆几乎是不可逆的，但是早发现可以尽可能延缓老年人心智崩坏的速度。

因为症状相似，有人会把痴呆跟谵妄混淆。谵妄跟痴呆一样，都可能会出现注意力涣散、定向力不佳，或是妄想、幻听等类似精神疾病的症状，不同的是，痴呆是慢性、持续性的脑功能损坏，而谵妄则是急性的脑功能失常。前者是大脑逐渐地崩坏，这种损害通常不可逆；后者则是大脑突然"死机",大多数情况是可逆的。临床上,谵妄大致是以注意力不集中为主,而痴呆是以记忆力丧失为主。

由于痴呆是"慢性"的,而且患者通常没有什么病识感,很多患者真正来就医时,其实已经患病很长时间了。

倒是也有一些很可爱的长辈,只是因为自己变得有些健忘,所以忧心忡忡来看病:"医生,我一定是痴呆了!怎么办?"

"大伯,你真的没有痴呆,你不但可以从你家转三次地铁,还能自己找到医院,你怎么会痴呆呢?"

"可我的记性变得很差,很多事情我看过就忘……"

"大伯,那只是健忘而已,不是痴呆。"

像这种担心自己痴呆的患者,通常都没什么大碍,当然,有一些患者,就像真人真事改编的电影《依然爱丽丝》(*Still Alice*)里面的主角爱丽丝,她是有病识感的,可以感受到自己心智的崩坏,但多数患者没有什么病识感,他们不知道自己有痴呆问题,通常都是家人觉得不对劲才带来看医生。

我的门诊经验是:从家人觉得长辈可能有痴呆到实际带来医院,大概会经过一年半载,但其实距离患者开始痴呆已经有3~5年了。许多家人都没有意识到家中长辈有失智问题,通常都是长辈行为或性情异常到一定程度才会发现。

不要以为朝夕相处就能敏锐察觉到问题。很多情况其实是住得远或不常见面的子女发现的，因为久久才见一次，更容易感受到长辈的异常。而跟长辈住在一起的人，反而因为"习惯了"，不容易感觉出异样，可能就只是觉得长辈有点"疯癫"而已。

十大痴呆信号

到底老年人出现哪些状况时要提高警觉呢？以下是十大信号。

❶ **记忆减退，影响到生活与工作**：老年人有点健忘是很正常的，但如果忘记事情的频率已经高到影响日常生活，而且通常经过一段时间后，或是经旁人提醒多次，却仍想不起来，就必须注意。

❷ **无法胜任原本熟悉的事务**：对自己原本很擅长的事务，突然失去能力。例如，每天做饭的家庭主妇，竟然变得不知道怎么下厨了。

❸ **语言表达出现问题**：上了年纪以后，偶尔会有想不起某个词汇该怎么讲的情况，这都是正常的，但患者因为大脑功能失常，不知怎么表达的情况远比常人多。

❹ **丧失对时间、地点的概念**：一般人偶尔也会有"日子过浑了"的感觉，弄错日期或时间，但是痴呆患者这种情况更严重，经常搞不清楚今天是几月几日星期几，忘记以前经常前往的地点，甚至还会在家附近迷路。

❺ **判断力变差、警觉性降低**：例如，过马路不看红绿灯、随便借钱给陌生人、一次吃下超剂量的药物等。

❻ **抽象思维出现困难**：无法理解对话中比较抽象的含义，不会使用本来习惯使用的家电（如微波炉）或机器（如自动提款机）。

❼ **东西摆放错乱**：把一些东西放在不该摆放的地方。例如，把书放进冰箱或把水果放进衣橱。

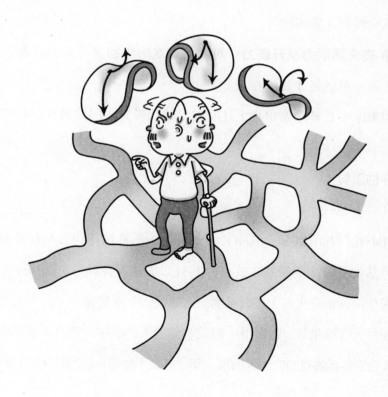

❽ 行为与情绪出现改变：经常出现易哭、暴怒等突如其来的情绪变化，这些情绪变化可能完全没来由；或是出现衣衫不整、到商店拿东西不给钱等违反社会常俗的行为。

❾ 性格改变：例如，原本温和的人变得易怒、疑神疑鬼；原本活泼的人变得沉默寡言等。有些跟记忆丧失有关，痴呆患者的记忆出现空洞，他们就会倾向自己编造故事，去"脑补"这些洞，但这些"脑补"的内容经常是不正确的，于是患者可能就会有一些很奇怪的反应，如藏东西或觉得别人要害他等。

❿ 丧失活动力及开创力：对原本喜欢的事物变得失去兴趣，很多事情必须一再敦促才勉强参与。

如果家中长辈频繁出现上述状况，建议带其去门诊做评估。

门诊评估工具

MMSE（Mini-Mental State Examination，简易精神状态检查量表）是门诊评估痴呆常用的筛查工具，一共有30道题，答对一题得1分。

医生一开始会先问人事时地物，比如说，今年是哪一年、今天是星期几、现在人在哪里等，通常第一题就答错的人，存在失智的概率很大，不少患者会直接回答他自己出生的那一年，甚至不知道自己当时身处于医院。

之后还会有注意力、计算能力、记忆力、语言能力以及空间构建能力等相关问题。医生一般会结合患者的教育程度来评估，有些高学历的患者，虽然实际上有相当程度的失智，可是在这些问题上答对率并不低，因此，若患者有大学以上学历，要答对24题以上才算及格。

此外，还有一种评估工具叫作Mini-Cog（简易认知评估量表）。先请受试者记忆"香蕉、朝阳、椅子"之类的三个没有关联性的词，之后，请他画一个时钟，填上所有数字之后，再请受试者按照指示的时间画出长短针位置，画完以后，再请他回忆刚刚要他记住的三个词，看还能记得多少。

时钟正确性占1分，回忆3个词汇各1分，医生进一步评估是否有失智占2分，三者相加若是低于4分，就必须接受进一步的检查，如血液检查、CT检查、神经认知测试等，再评估要用哪些药物。

照顾者要多关心自己

照顾失智长辈的心理负担极大，若失智长辈只是失语、失能，照顾难度可能还小点。最难照顾的是长辈毫无病识感，但又活蹦乱跳，一天到晚想到处走，甚至想自己开车出门，这种情况就会让照顾者非常头痛，因为长辈自己出了门，可能就会发生意外或找不到回家的路。

有些痴呆患者因为认知和情绪问题，甚至还会有一些过激的反应。我以前在美国工作时，有位患者住院第一天就殴打护理师。我问他："你为什么打她？"他回答："那两个女人要脱我的衣服，我好害怕呀！"他根本不理解自己是来住院的，也不明白护理师是要帮他换衣服。

面对痴呆患者，恐怕无论怎么讲道理，都像是对牛弹琴。很多患者家属跟我抱怨："我都跟他讲一百遍了！他还是这样！""他为什么这样对我？"我都只能委婉地劝他们："你就是跟他说一千遍，也是没有用的，因为他生病了，他完全搞不清楚状况。"

在这种照顾压力之下，大约有一半的照顾者会出现抑郁症状。我总会提醒照顾者，在照顾家人之余，也要多关心自己，必要时，可以参加支持团体，互相打气、互相取暖，同时也可以寻求一些专业协助，以减轻自己的心理负担。

多动筋骨、多动脑，多跟老友聊一聊

有些没有失智的老年人及其家属，因为担心未来会痴呆，也会问我有何预防之道，吃银杏、鱼油真的能预防痴呆吗？

关于这一点，目前并没有很确凿的证据，告诉我们吃什么营养品可以预防痴呆。但有流行病学研究发现，经常运动、从事心智活动

（比如阅读、打牌、玩数独等），以及经常进行人际交往的人，不容易失智。

　　而这些活动，姑且不论对痴呆的预防效果如何，总体来说，确实对长辈的身心健康状况有益，所以，与其狂吞鱼油，不如鼓励长辈们多动筋骨、多动脑，多跟老友聊一聊。

詹医师
小叮咛

绝大多数的痴呆是不可逆的，只能尽可能延缓恶化速度，有些患者因为认知和情绪问题，会有过激的反应，照顾者要适时寻求专业协助，以减轻心理负担。

老年抑郁症

杨婆婆半年前脑卒中以后就不方便行动了，出入必须靠保姆推轮椅带她出去，否则就只能关在家里。原本性格就比较敏感，又不喜欢麻烦别人的她，变得更容易沮丧。

近日来，杨婆婆的日子变得更难挨了。她白天吃不下，晚上睡不着，心悸、胃痛，浑身都不对劲，种种不适让她萌生一种生无可恋的厌世感。

她的内心整天兜转着各种负面念头，怨念牵手半世纪的老伴抛下自己先走一步，留下她一个人独自忧伤，如今病痛缠身，寝食难安、行动不便，犹如废人一般，活着根本毫无意义……

一般人可能会觉得老年人因为"日薄西山"，抑郁症的比例会比年轻人高，但其实并不是这样。大部分老年人能活到这么大岁数，经历各种起起落落，看尽人间风景，早已累积相当的人生智慧，能用更开放的态度面对不够完美的现况。

但也有一些老年人在晚年时陷入抑郁深谷，非但无法豁达笑看人生，反而整天长吁短叹，觉得活得很苦、很累。

跟年轻人不同的是，老年人的抑郁症经常表现为"身体不舒服"。他们不大会跟人倾诉自己心情低落，而是会抱怨自己这里麻那里痛、头晕、睡不着、胃胀、胸闷、呼吸困难……有些症状极多，乍听之下，感觉长辈的身体简直没一处是舒服的。

通常我听到老年人一口气抱怨这么多处不舒服时，都会温言相问："您心情好不好？"

长辈们可能对所谓的"抑郁症"没有概念，只知道自己浑身都不对劲，若没有特别问他们，也许他们自己也没有意识到自己有抑郁症状。

若判定老年人可能有抑郁倾向，我会让他们做一个简化版老年人抑郁症量表（Geriatric Depression Scale Short Form, GDS-SF，详见表8），评分结果越高，抑郁倾向就越明显，得分大于5分，就可能有抑郁症，若得分在10分以上，就应该治疗。

抑郁症是一种脑部化学物质失衡的疾病，恐怕不是晚辈口头安慰长辈，要他们"想开点""不要想太多"就能解决，必须经过适当治疗。

但要评估老年人是否真的有抑郁症，必须同时考虑是不是因为其他疾病造成这些类似抑郁的症状。例如，贫血和甲状腺功能减退的患者，通常会觉得疲累、提不起劲。而甲状腺功能亢进的患者，则可能会躁

表8 老年人抑郁症量表

分数	情况描述
	1. 你基本上对自己的生活感到满意吗？
	2. 你是否已放弃了很多以往的活动和爱好？
	3. 你是否觉得生活空虚？
	4. 你是否常常感到烦闷？
	5. 你是否很多时候感到心情愉快？
	6. 你是否害怕将会有不好的事情发生在你身上？
	7. 你是否大部分时间感到快乐？
	8. 你是否常常感到无助？
	9. 你是否宁愿留在家里，也不外出做些有新意的事情？
	10. 你是否觉得你比大多数人有更多记忆的问题？
	11. 你认为现在活着是一件好事吗？
	12. 你是否觉得自己现在一无是处？
	13. 你是否感到精力充沛？
	14. 你是否觉得自己的处境无望？
	15. 你是否觉得大部分的人都比你幸福？

分数说明：
题号2、3、4、6、8、9、10、12、14、15回答"是"得1分
题号1、5、7、11、13回答"否"得1分

动、睡眠减少。此外，帕金森病患者经常会绷着一张"扑克脸"，看起来心情不好的样子，有这些症状的老年人未必真的有抑郁症，但会因为这些疾病，产生类似抑郁的症状。

当然，也有不少老年人是因为脑卒中、心肌梗死、痴呆等慢性病而并发抑郁症。在社会因素方面，支持网络减少（比如丧偶、失去老友、独居等）、婆媳或其他人际问题、经济问题等各种压力源，也可能会让老年人郁郁寡欢。

医生的能力是有限的，没办法代替患者解决他们的人生问题。我有个患者，她女儿患有罕见病，经常得请假住院，工作做得有一搭没一搭，有一次，我在医院遇见这位患者，她女儿已经装上呼吸机在等病床。看到她烦愁的表情，不难理解为何她的抑郁症一直无法治愈，但我们做医生的，对她的人生困境实在无能为力，只能用药物来协助她控制病情。

一般而言，针对有抑郁症的老年人，第一阶段会先进行6~9个月的疗程，从低剂量开始用药，待身体适应后，再逐渐调至目标剂量。

用药的目的是要让大脑里掌管情绪的化学物质（比如血清素、肾上腺素或多巴胺等神经传导物质）达到平衡，若治疗顺利，大脑会自己产生正反馈，之后再逐步减少药量，直至停药。理想的情况下，停药后，大脑仍然可以继续维持这些化学物质的浓度。

通常服药4～8周后，就会开始见效。问题是，有很多老年人可能吃了一两个月的药，感觉情绪有好转，就觉得自己"已经好了"，又或者担心吃药会"伤肝伤肾"，就自己停药，导致功亏一篑。

我希望患者或家属都能够建立一个观念：治疗抑郁症是需要时间的，绝不是一蹴而就。

骤然停药的结果，可能会出现严重的戒断症状，之后复发的概率也很高，症状甚至可能比之前更严重。所以开药时我会跟患者讲清楚："这个治疗心情的药，一定不要自己停！"假如第一疗程失败，之后可能就要长年累月吃药控制，长期抗战。

除了通过医生开药治疗，若能找心理咨询师，双管齐下进行认知或行为治疗，那当然最好。

此外，我也鼓励老年人通过运动、社交以及冥想等来改善情绪问题，告别抑郁，安度美好晚年。

抑郁症是一种脑部化学物质失衡的疾病，需要花时间用药治疗，骤然停药可能会出现戒断症状，之后复发的概率也很高，症状甚至可能比之前更严重。

骨质疏松

雪香婆婆年轻时，身材原本就小巧玲珑，上了年纪后竟又"缩水"了，比以前更袖珍。

最近她老觉得后背隐隐作痛，原本以为只是过于劳碌，加上筋骨老了不中用，才这么容易腰酸背痛，还去养生馆找师傅按摩，但按了半天，完全不见缓解，反而更不舒服了。

今年母亲节，雪香婆婆的大女儿送给她全身体检作为母亲节礼物，还追加了骨密度检查，这一检查，雪香婆婆才知道自己的骨密度T值竟然已经低到-3，骨头简直就像海砂屋一样脆弱不堪。

挂了门诊，拍了X光片以后，还发现脊椎有多处压缩性骨折，雪香婆婆这才恍然大悟，原来之前背痛并不是因为劳损，而是因为骨质疏松啊！

骨质疏松症是我的专长，虽然它听起来好像没有癌症或脑卒中这么恐怖，但骨质疏松症造成的死亡率和对生活的影响，可是完全不亚于那些"重症"，我会在这一节多跟读者分享一些相关的医疗知识以及保养之道。

我们先谈谈人为何会骨质疏松。人体骨质的总量大约在30岁时达到巅峰，过了30岁以后，就会以每年约1%的速度渐渐流失。虽然我们的骨质在被吸收的同时，也会不断重建，但这个速度可能会随着年龄增长越来越"入不敷出"。

特别是女性，更年期以后的连续好几年，骨质会快速下降。年轻时，女性原本骨质流失的速度并不快，但在停经后骨质的流失速度大大加快。

在显微镜下，健康的骨骼看起来比较致密，而骨质流失严重的骨骼，看起来则像丝瓜络，有很多空洞，有骨质疏松问题的骨骼结构明显比较脆弱，俨然变成"人体海砂屋"，支撑性不足，发生骨折的风险也较大。长期使用类固醇的患者，以及停经后的女性，都是罹患骨质疏松症的高危人群。

重则危及性命，轻则影响生活

骨质疏松的老年人很有可能一跌倒就髋部骨折。千万别小看髋部骨折，髋部骨折后第一年，男性死亡率是18%，女性则是11%，比乳腺癌三期、脑卒中等大家观念中的重症死亡率还高。即便老年人很幸运地熬过死劫，也有极大可能会因此导致程度不一的失能，之后进入养老机构的概率也大增。

还有一种骨折为"脊柱压缩性骨折"，由于骨质大量流失，脊柱脆弱到不堪一击，老年人可能一咳嗽、打个喷嚏，就发生脊柱压缩性骨折。据研究，台湾地区65岁以上的老年人，女性大概每五人（19.8%）、男性大概每六人（12.5%）中就有一人有压缩性骨折。

骨质疏松症也是很多老年人出现佝偻或驼背现象的真正原因。

问题是，骨质流失一开始是没什么症状的，很多老年人根本不知道自己有骨质疏松的问题，即便到了脊柱骨折的程度，也可能浑然不知，因为大概只有四分之一的患者会觉得痛，既然无感，当然也就不会特意去医院检查；而觉得背痛的人，也可能以为是正常的机体老化而掉以轻心，延误治疗时机。有的老年人会去养生馆按摩，但力道太大的按摩或整骨，对骨质脆弱的老年人来说其实相当危险，有可能会使病情恶化。

就算严重到髋部骨折，很多老年人还是不够重视，骨折后的患者，仅有四分之一做骨密度检查、三分之一接受骨质疏松治疗，比例之低，实在令人忧心。我诚恳呼吁，老年人一定要了解自己的骨质状况，若有骨质疏松倾向，一定要趁早处理，切莫任其恶化，避免因骨折而使老年生活品质大受影响。

骨密度检查有其必要

那么，要怎么知道自己到底有没有骨质疏松风险呢？

不妨花少许时间按照骨质疏松症风险自我评量表（表9）进行自我评估。除了这个简易评量表以外，也可以上网搜索"FRAX骨折风险评估工具"来预测将来骨折的风险，这是一个由世界卫生组织开发，用于评估骨折风险的工具，一共有12题，只要输入自己的年龄、身高、体重、病史等资料，就可以粗略计算出未来10年骨折的风险。

目测的话，如果老年人有变矮、驼背的现象，八九不离十存在骨质疏松，最好去检查一下。

如果要了解现在自己的骨质健康状况，骨密度检查绝对是最精确的评估方法。

有些老年人会说："我家附近的药房每次搞活动都会免费帮大家测骨密度，就是脚伸进去测那种，干嘛花钱去医院做？"

一般药房或商店使用的仪器是超声仪器，精准度不够，不能作为诊断依据，要测量骨密度，还是要到医院用专业设备来测，测量腰椎跟两侧髋骨的骨密度，结合数值评估会比较精确，这也是医生用来判定患者骨质好坏的黄金标准。

表9　骨质疏松症风险自我评量表

如果此表任何一个问题，答案为"是"，便有罹患骨质疏松症的风险，建议就诊时向医生详细询问。

女性	男性
1．你的父母是否曾经因为轻微碰撞或跌倒而跌断股骨（大腿骨）？ 2．你本人是否因为轻微的碰撞或跌倒而骨折？ 3．你是否曾服用类固醇超过3个月？ 4．你现在的年龄减掉体重，数值是否≥20？ 5．你的身高是否变矮超过3厘米？ 　　年轻时的身高：＿＿＿＿厘米 　　现在的身高：＿＿＿＿厘米 6．你是否经常饮酒或超过安全的饮酒范围？你是否每天吸烟超过20支（约1包）？ 7．你是否患有甲状腺功能亢进或甲状旁腺功能亢进？ 8．你是否在≤45岁时就已经停经？ 9．除了怀孕期间以外，你是否停经超过12个月？	1．你的父母是否曾经因为轻微碰撞或跌倒而跌断股骨（大腿骨）？ 2．你本人是否因为轻微的碰撞或跌倒而骨折？ 3．你是否曾服用类固醇超过3个月？ 4．你的身高是否变矮超过3厘米？ 　　年轻时的身高：＿＿＿＿厘米 　　现在的身高：＿＿＿＿厘米 5．你是否经常饮酒或超过安全的饮酒范围？你是否每天吸烟超过20支（约1包）？ 6．你是否患有甲状腺功能亢进或甲状旁腺功能亢进？ 7．你是否因雄激素过低而导致阳痿、性欲减低或其他相关症状？

　　骨密度检查所查出来的数值称为"T值"或"T评分"，这是一个跟30岁健康成年人最佳骨密度的比较值。

　　由于骨质会随年龄下降，老年人的骨质原则上比年轻人低，所以T值通常是负数。T值≥–1，表示骨密度正常；–2.5＜T值＜–1，表示骨质缺乏，但是还没到骨质疏松的程度；倘若T值≤–2.5，就表示骨质流失过多，属于骨质疏松症。T值越小，代表骨质疏松的程度就越严重。

　　如有脆性骨折，不管骨密度多少，也会被诊断为骨质疏松症，应该进行治疗。

　　很多老年人有骨质流失或骨质疏松的问题，却完全不自知，我强烈建议，65岁以上的女性或70岁以上的男性，都应该去医院做骨密度检查。

　　在父亲节、母亲节或是父母生日，买蛋糕或请吃饭庆祝固然很好，但如果可以送父母一份健康礼物——带他们去医院做个骨密度检查，那就更贴心了。

保骨原则：营养、运动、防跌、戒烟酒

　　无论有无骨质疏松，以下几点都是银发族保骨、健骨的重要原则。

❶ 别太瘦

我常半开玩笑跟患者说："您不用羡慕林志玲，等她到了您这年纪，容易骨质疏松。"可以说，骨质疏松症更是瘦子的病，瘦子得骨质疏松症的概率比胖子高很多，所以老年人千万别太瘦，BMI不宜低于$18.5kg/m^2$，免得增加骨质疏松的风险。

平日三餐要吃得好、吃得够，尤其是优质蛋白，一定要摄取足够，蛋白质已被证实能预防骨质疏松，建议每天摄入1～1.2克／千克体重。举例来说，60千克的老年人，每天应该要吃60～72克蛋白质才算充足。

❷ 补充钙、维生素D，存骨本

谈到"存骨本"，最重要的营养素就是钙和维生素D。

停经后的女性或65岁以上的男性，建议每天补充1200毫克的钙。要提醒老年人的是，补钙最好能从食物而不是从钙片中摄取。吃钙片虽然方便，但是吃太多钙片有可能会增加肾结石、便秘等风险，除非严重缺钙，否则尽量从食物中摄取钙。

而且钙片的主要成分不管是什么，说到底，最重要的还是能够吸收的活性钙（钙离子）。很多市售钙片中的活性钙通常都只有200毫克左右。如果要吃够1200毫克的钙，每天要吞6颗钙片才够！但这可能会导致便秘，所以我才会强调，最好还是通过食物摄取钙。

很多人一听到要从食物中摄取钙，马上就想冲到超市采购牛奶，其实牛奶并非补钙"最有效率"的途径。要补1200毫克的钙，如果单靠喝牛奶，得喝6杯（一杯200毫升）才够；若是喝豆浆，则喝得更多，这对老年人来说，未免也太拼了。

那什么才是补钙效率高又方便获取的食物呢？我个人的建议是奶酪片，一片奶酪片约含600毫克钙，每天吃2片就够了，老年人可以当作早晚的零食吃。

但要注意的是，市面上的奶酪片有些是人工合成的，牛乳或干酪含量很少，主要是用油脂加上添加物乳化合成，这种奶酪片的补钙效果就会大打折扣，购买时一定要注意成分，选择用生乳做的天然奶酪片，才能达到理想的补钙效果。除了乳制品，小鱼干也是不错的钙来源，老年人可以适量多吃。

那如果老年人吃纯素，蛋奶鱼都不吃，又该怎么补钙呢？

其实，有些植物也含有丰富的钙，比如黑芝麻、大豆、深绿色蔬菜、海藻、香菇等，只是相对之下，没有奶酪的性价比高，所以若有必要，也可以吃钙片来补充不足的部分。虽然我坚信"天然的好"，但如果实在无法从饮食摄取足够的营养素，也可以用营养补充剂来"补不足"。

保骨、健骨的另一个重要营养素是维生素D，补维生素D有两种方式：一种是晒太阳，另一种是食补或服用维生素D制剂。

维生素D的每日建议量是800IU，如果是用晒太阳来合成，合成量与皮肤的曝露面积与曝晒时间有关。一般在上午10点到下午3点这段时间，露出脸部、手臂、腿，晒20～30分钟就能合成足够的量。

以台湾地区夏天的日照量，其实每天只要出去小晒一下，就可以合成足够的维生素D，长辈们也无须曝晒太多，免得中暑。

但是冬天衣服穿得多，皮肤曝露面积少，阳光比较弱，加上老年人合成维生素D的能力又比年轻人差，在只露出脸部的情况下，要晒好几小时，才能合成足够的维生素D。所以我建议，除了晒太阳，还可以通过食补或服用制剂补充维生素D。

同样的，最好也能优先从食物而不是从制剂中摄取维生素D。一些高脂鱼类如三文鱼、鲭

小詹医师叮咛

奶酪片是补钙效率高又方便获取的食物，牛奶、小鱼干、黑芝麻、大豆、深绿色蔬菜、海藻、香菇等也都是好选择。

鱼、鲱鱼、秋刀鱼，以及动物肝脏、蛋黄，都含有维生素D。但含维生素D的食物多为动物性食物，如果吃素，建议另外服用维生素D制剂。

❸ 戒烟，避免饮酒过量

吸烟不仅会增加心血管疾病与肺疾病的风险，也会加速骨质流失，所以戒烟十分重要。同样的，饮酒也不可过量，过多的酒精会造成骨质流失，小饮怡情，但为了健康起见，还是要节制，每天酒精摄入量不宜超过15克。

❹ 运动

运动对于预防骨质疏松有非常正面的效益，不仅对骨骼好，也能增加肌耐力与柔韧性，减少老年人跌倒的概率。

一些运动已经证实有明显的健康效益，如负重运动（指的是腿部支撑身体时，骨骼和肌肉须对抗重力，比如登梯、步行、慢跑、网球、舞蹈等）、抗阻性运动（如重量训练）、柔韧度运动（如伸展）、平衡运动（如太极拳）等，有的可以强化肌力，有的则可以增进平衡感，减少老年人跌倒的概率。

如果老年人没有特别的运动习惯，也不知道该从何做起，不妨在网上搜寻"健骨操"，早晚各做一次，对预防骨质疏松也有帮助。

❺ 预防跌倒

老年人跌倒的比例可能比很多人想象的还多。据统计，台湾地区65岁以上的老年人，每年每3个人之中，就有1个人跌倒，75岁以上的老年人发生跌倒的概率则更高。而住在养老机构里的老年人，则有一半会跌倒。

老年人跌倒的后果可能会很严重，有一半的老年人会轻微受伤，但也有1%～5%会因此骨折，老年人九成的髋部骨折多是跌倒造成的，还有10%～15%的老年人会因此严重受伤，比如头部外伤、关节错位、软组织瘀伤、挫伤或撕裂伤等。近三十年来，跌倒已经变成台湾地区老年人因事故死亡的第二大原因。

此外，很多老年人在跌倒后，都会有生活能力减退的后遗症，仅有三分之一能够恢复正常。而髋关节骨折的患者，一年后有八成会失去独立生活的能力。各位读者看到这里，应该都觉得这些数据十分骇人吧？

跌倒的代价实在太惨重，不仅长辈痛苦，家人负担也会变重，因此，保骨的重要原则之一就是防跌。

　　老年人跌倒的原因有很多，视力下降、肌肉无力、行动及平衡能力变差、慢性病（如脑卒中、糖尿病、帕金森病等）、体位性低血压、多重用药、吃安眠药或其他精神药物等，都可能导致跌倒。此外，不合脚的鞋、光线不好、居家环境设计不友好、缺乏防滑设施等，也都可能会让老年人摔跤，我们必须尽可能排除或降低这些危险因子的影响，才能防跌保骨。

积极治疗，避免影响老年生活品质

　　若是确诊为骨质疏松症，就要接受治疗。

　　治疗骨质疏松症的药物有很多种，包括抑制破骨细胞骨吸收药（双磷酸盐类、雌激素类、选择性雌激素受体调节剂等）和促进骨形成药。每一种药物都有其独到之处，也有其不良反应，医生会针对患者的具体情况选择适合的药物。

　　例如，有些药物对肾功能的要求很高，倘若老年人有慢性肾脏病，就必须避开这种药物，改用对肾功能无损的药物。另外，有些药物只适合女性使用，男性患者就得选用其他药物。

　　在不良反应方面，有些药物可能会导致胃肠道不适或骨骼、肌肉酸痛、起皮疹等，极少数患者会发生颌骨坏死的情况。一般来说，这种情况很罕见，但慎重起见，建议老年人若有植牙或做假牙的需求，最好能跟帮你治疗骨质疏松症的医生讨论一下。

在用药的频率与方式上，有口服的，也有皮下或静脉注射的，频率不等，有些药每天都要吃，有些药一周或一个月吃1次就好了；注射的药物也是，有些药一年打1次就够了，有些药则是三个月打1次，也有像胰岛素需要每天打的。

另外有研究显示，女性在绝经后开始注射有抑制破骨细胞效果的抗骨质疏松症药物，可以减缓骨质流失的速率，骨密度甚至还有可能会比原来高。用作预防的施打频率，不必像治疗的频率一样频繁，例如治疗的注射频率若是每年打1次，用于预防时可以一年半打1次。

谵妄

　　胡爷爷几天前因为尿路感染，出现高热，而且都解不出来尿，所以紧急住了院，打了点滴，原本以为应该解除危机了，没想到，半夜里，胡爷爷却突然像发疯一样，开始躁动不安、大吼大叫，不但连胡奶奶都认不得了，还直嚷着有怪物站在房间里，要把他抓走！

　　胡奶奶被胡爷爷这一闹腾，吓得眼泪直掉，大半夜的，莫非老头子是真的见鬼了？

　　隔天，胡爷爷似乎比前一夜稳定许多，但状况还是时好时坏，为了照顾胡爷爷，胡奶奶只好跟几个儿女24小时轮班守在病房。

　　幸好几天后，胡爷爷慢慢恢复正常，问话可以对答如流，也认得胡奶奶了。胡奶奶心有余悸地说起他前几日的情形，胡爷爷怔了怔，完全不记得曾经发生过这样的事情……

一般人很难理解"谵妄"这个医学名词到底是什么意思，其实它指的是一种急性的精神失常状态，用大白话说，就是大脑突然"死机"了。

谵妄的症状包括意识状态突然改变、注意力缺失、思绪混乱，甚至出现幻觉、妄想等类似精神病的症状。本来人好端端的，突然满口胡话、躁动，时而愤怒、时而狂喜，有些还会声称自己听到、看到超自然现象，很多家属见状都会被吓到。但其实长辈并不是被什么"不干净的东西"侵扰了，而是大脑突然"接错线"了。

引起谵妄的原因很多，有些由生病引起，如尿路感染、肺炎、心肌梗死等，也有人是因为停药或突然换了新药，还有一种情况是因为环境改变，例如，老年人突然因病住院或在病房被身体约束，身心压力变大，就突然谵妄了，像在重症加强护理病房（ICU）的老年人，出现谵妄的比例就特别高。

总之，有太多原因可能会引发谵妄，归纳来说，就是当内在或者外在的压力源对神志造成的伤害，超过脑部能够承受的程度时，就有可能会形成谵妄。

为什么谵妄多半都出现在老年人身上呢？因为年轻人在面对同样的压力源时，承受能力较强，但老年人就不同了，他们各项功能都在退化，不像年轻人对内外变化的调节性这么好，又经常有基础疾病，任何一项多出来的压力，都可能成为压死骆驼（造成急性精神失常）的最后一根稻草。

谵妄的部分症状跟痴呆有一点类似，例如，同样都可能"发疯"，或是说话颠三倒四，但痴呆是持续性的脑功能退化，通常不可逆；而谵妄则是一种急性认知功能障碍，一般是可逆的。

痴呆跟谵妄可能并存，若已经失智的长辈又突然陷入谵妄，其认知功能会急速恶化。

恢复时间及程度因人而异

患者被送到医院，我们会为他做精神状况评估，一旦确诊是谵妄，首先要找出导火线。若有急性的内科问题，如炎症、感染等，就要解决并控制病灶；若是药物导致，就要停药、降低剂量（特别是一些精神药物），或是使用其他安全的药物替代；若是脱水或是电解质紊乱，就要补水、补电解质。

值得一提的是，老年人出现谵妄有可能是一些重大疾病的征兆。很多心肌梗死发作的患者会觉得气喘或胸痛，但也有些老年人是以谵妄的形式表现出来，当老年人出现谵妄症状时，有可能是一个信号，要特别注意。

谵妄是老年科的急症，发生后一年的死亡率可高达三分之一，虽然大部分可以恢复，但恢复时间长短因人而异，有人可能一天之内就恢复正常，有人要几天或一周，也有些人要一个月甚至更久。至于能否完全恢复到发病前的状态，也十分难说。还有研究说，谵妄后半年内完全恢复到正常的比例不到四分之一。

在处理策略上，说老实话，医生只能尽量去除危险因子、控制症状，无法改变疾病进程，患者几时会好转，这都要看他自己。

除非万不得已，避免使用药物和约束

谵妄患者无法控制自己，有时候会哭叫、打人或伤害自己，若身上有插管的，还会自拔导管。基于不恶化病情的考虑，在患者谵妄发作期，原则上尽量避免对其进行身体约束，简单说，就是不要刻意绑住他，越绑他越容易刺激他发作，反而更容易受伤。

要特别注意的是，约束有可能会增加老年人跌倒的概率，照顾者要格外留心。最好的方式是家属轮班照顾，患者看到熟悉的面孔会比较安心、听话。

如果老年人严重躁动，有伤人或自伤的情况，或是会自己拔管，但因为治疗必要，又无法移除这些导管时，我们才会考虑使用低剂量的精神药物。反之，应尽量避免使用药物。家属能够协助的就是提供足够的水分和营养，多陪伴，协助长辈重建定向感。

什么叫定向感呢？就是知道今天是何年何月何日、知道自己身在何处、知道在眼前的人是谁。谵妄的老年人常会失去定向感，迷迷糊糊的，家属可以多点耐心跟长辈交流。此外，也可以写个"某年某月某日""这里是某医院某病房"之类的纸条，协助长辈理解现在的时空状态。

由于患者经常日夜颠倒、作息混乱，白天的时候，尽量让他接触到明亮的光线，不要让他一直昏睡，若可以，尽早让患者下床活动；夜晚则可以帮他轻柔按摩、放点轻音乐，尽量安抚他、让他放松，而不要使用安眠药，这些做法都能帮助长辈快点恢复正常。

照顾一个突然变得六亲不认的长辈，这段时间家属会很辛苦，挫折感也会比较强，但既然是至亲，就多包容担待些。大多数的谵妄都只是暂时的，在妥善照顾下，通常过一段时间就会明显好转，家属无须过于忧虑。

詹医师小叮咛　谵妄是老年科的急症，发生后一年的死亡率可高达三分之一，老年人出现谵妄，有可能是重大疾病的征兆，有些老年人心肌梗死发作是以谵妄的形式表现，要特别注意。

慢性阻塞性肺疾病

　　不知道从什么时候开始，咳嗽就变成许伯伯的日常。一开始，他以为只是比较难好的感冒，但咳嗽缠缠绵绵拖了半年，迟迟不见好转，哪有感冒会持续这么久呢？

　　从20岁就开始吸烟的许伯伯，算起来烟龄已经超过50年，他烟瘾不小，每天至少要抽一包，但如今，许伯伯忍不住有些担忧："难道是抽烟把肺给抽坏了？"

　　前阵子，许伯伯不但咳，甚至还有点喘，呼吸时还会发出"唏—唏—唏—"的声音，上气不接下气。几天前，许伯伯外出一趟，得了感冒，半夜里，喘到呼吸困难，许奶奶赶紧把他送急诊，没想到竟然住进了ICU，甚至还要戴上呼吸机……

　　慢性阻塞性肺疾病（Chronic Obstructive Pulmonary Disease, COPD）跟气喘的致病源头不同，但症状有点像，都是气道发炎，产生呼吸受阻的情况，二者的治疗方式也颇类似，但这两个病的威胁程度并不同。

通常气喘都是在比较年轻的时候就发病了，而慢性阻塞性肺疾病则发病较晚，老年人多见。最明显的差别是，气喘具有可逆性，而慢性阻塞性肺疾病几乎不可逆，而且病情会逐年恶化，其治疗目标就是尽可能延缓病情进展。

很多老年人一开始来检查，是因为久咳不愈、气喘或是呼吸时伴随哮鸣音，不过，不见得有这些症状就一定是这两种疾病。造成老年人气喘的原因除了肺的问题，还可能跟心脏或情绪有关，必须先明确原因，才能对症治疗。

如果是气喘，情况比较单纯，若不是太严重，通常好好控制则无大碍；但如果是慢性阻塞性肺疾病，就要加倍留心，据统计，台湾地区慢阻肺患者急性发作住院的死亡率为4%，年龄越大、其他病症越多的患者，住院死亡率越高，而且患者出院后一年的死亡率高达22%。

罹患慢性阻塞性肺疾病的老年人也比一般老年人更容易感染肺炎，不少COPD患者最后都是因为肺炎过世。COPD患者的呼吸系统特别脆弱，别人感冒咳嗽通常不会出什么乱子，但他们可能一咳嗽就喘不过气来，要插管或用呼吸机，若是肺功能下降到一定程度，平时可能就要带着氧气瓶生活。

严重时甚至需要做气管切开

慢性咳嗽是慢性阻塞性肺疾病的早期症状，不过很多老年人之所以有慢性咳嗽，是因为胃食管反流或鼻涕倒流，必须先厘清原因。

一开始，患者可能只是觉得卡痰，常常得清喉咙，后来会演变成每天都在咳，而且也觉得胸闷、呼吸变得吃力。

按照严重程度，慢性阻塞性肺疾病可分为轻度、中度、重度和极重度。慢性阻塞性肺疾病跟气喘的治疗方向颇类似，一线治疗为喷剂，二线治疗才是打针或服药，喷的药剂就是气管扩张剂，一般分为每天维持使用及发作时使用两大类，急性发作时使用的药物，患者可以随身携带，觉得呼吸不顺时就喷两下。

程度较严重的，须每天喷药，这些药可能含有类固醇，以达到控制病情的目的。如果效果不佳或急性发作，则会进一步使用类固醇（针剂或口服）或其他口服药物，按照肺功能情况给予不同的药物治疗。

若呼吸功能退化太多，药物也无法有效改善时，经胸腔科医生评估后，可以给予氧气治疗，以维持血氧含量，减轻心肺负担及组织缺氧现象。除了居家使用的氧气设备，也有携带型的，让患者的行动不会因病受限。

比较麻烦的是，COPD患者比较容易因为感染而导致急性发作，发生严重哮喘、呼吸困难，从而造成低血氧的问题，这种情况就必须马上送急诊。

如果情况比较严重，有可能要插管、戴呼吸机送至ICU，插管过久也可能要考虑做气管切开（简称"气切"）。

一听到切开气管，很多家属或患者都不能接受，但如果经过2周还无法撤除呼吸机，插管有可能会造成气管壁组织坏死，而且患者也非常不舒服，在两害相权取其轻的考虑下，气切反而对患者更有利。

生活调整

在居家护理方面，下列几点要特别注意。

❶ 戒烟

吸烟是造成慢性阻塞性肺疾病的危险因子，有八九成这类患者是吸烟者。若还继续吸烟，绝对会使病况雪上加霜，所以请务必戒烟！

不只是COPD患者，建议所有吸烟者最好都要戒烟，吸烟者肺功能异常的概率远远高于不吸烟者，为了你的肺好，还是戒烟吧！

❷ 正确使用药物

有些老年人虽然使用支气管扩张剂及其他喷剂，但使用方式不正确，效果也会大打折扣。要仔细记住护士的说明，使用吸入性药物时，动作一定要正确，以确保药物可以达到气管深处。

❸ 避免感染

COPD患者若是罹患感冒、流感甚至肺炎，病情可能比常人来得严重，因此最好能减少出入人多的公共场所，此外，该打的疫苗如流感疫苗、肺炎疫苗，都要积极接种，尽量避免感染。

❹ 肺康复

呼吸治疗师会指导患者做腹式呼吸以及噘嘴式呼吸，患者平时在家应勤加练习。

腹式呼吸大致有三个步骤：缓缓吐气直至气体全部吐尽、屏住呼吸3秒、重新缓缓吸气至不能吸为止，尽可能扩大胸腔，使腹部渐渐隆起。

而噘嘴式呼吸则是指用鼻子深吸气，默念"一、二"后，把嘴噘起来，心中默念"一、二、三、四"，缓缓吐出气体。噘嘴式呼吸可以减少阻力，帮助更多的空气顺利排出肺部。

若是老年人记不住这些步骤，也可以上网搜寻相关影片，看着影片，跟着做做。

❺ 适度运动

COPD患者的呼吸功能比常人差，有些老年人一动就喘，因此能不动就不动，这样反而不好，老年人还是该尝试一些健走、扩胸、伸展等低强度运动，以强化心肺功能。

慢性阻塞性肺疾病虽然无法根治，但只要配合医生指示，通过适当的药物治疗，必要时给予氧气支持，并调整生活方式，可以有效延缓疾病的恶化速度。

詹医师小叮咛　罹患慢性阻塞性肺疾病的老年人的呼吸系统特别脆弱，要配合医生指示，通过适当的药物治疗，调整生活方式，延缓疾病的恶化速度。

营养不良

自从老伴坤中伯走后，月香婶就越来越懒得进厨房了。

以前坤中伯还在时，为了要张罗三餐，月香婶去菜市场很勤，三餐虽然吃得简单，但起码都有肉、有菜、有水果。

可是，现在家里只剩下月香婶孤零零一个人，煮这么多，给谁吃呢？

除非儿子回乡下老家看她，否则月香婶很少大费周章下厨了，可是年轻人忙，几个月才回来一次，其他的日子里，月香婶为了方便，经常煮一锅菜吃好几天，有时候干脆泡点速溶麦片当作一餐。

前几天，月香婶儿子回家，有点惊讶地问："妈，感觉你瘦了好多啊！"

月香婶这才想起来，难怪这阵子觉得裤腰变大了，还以为松紧带松了，这么说来，自己好像真的瘦了不少……

高龄者"衣带渐宽"绝不是一个好现象，如果不是因为疾病，很有可能是因为营养不良。

　　老年人营养不良会影响其生活质量，而且当摄入蛋白质不足，导致白蛋白太低时，也可能造成局部水肿，不可不慎。

　　要判断老年人是否有营养不良的症状，在门诊最简单的一个初步判断标准就是开门见山地询问："您最近有没有感觉明显变瘦？食量减少了很多吗？"

　　在没有刻意减肥的情况下，若老年人一个月内体重减轻2%、三个月内体重减轻5%、半年内体重减轻10%，都可能是营养不良的信号。

　　若老年人体重减轻过多，就需要进一步的营养评估。或许大家会觉得，干脆直接验血不是更准吗？但验血有时候未必可以得出正确原因。例如，虽然我们可以检测血液中的白蛋白值，但是当人们发生急性病症时，白蛋白也会下降，所以这个数值的下降并不意味着就是营养不良，要评估营养问题，还需做全面性的营养评估。

　　筛查老年人是否营养不良，最常用的工具是微型营养评定法（Mini Nutritional Assessment，MNA），这是一种简单好用的工具，别小看这个表格，它的精准度有时候甚至比验血还要准确。有兴趣的读者可以自行上网看看这份问卷，这些问题都很简单，没有什么医疗术语，方便读者为家中长辈做初步评估。

吃得够多、够好吗

老年人为什么会营养不良？通常是因为吃得不够——量不够多、质不够好。

"吃得饱"跟"吃得好"这二者之间不能直接画等号，但是对很多长辈来说，他们对日常饮食的态度就只是打发三餐、填饱肚子而已。

老年人对吃饭漫不经心的原因很多，从动机来看，很多长辈对吃缺乏兴趣是因为"没人陪着吃"。

记得以前我们去做家访，发现有些独居的长辈，因为家里只有自己一个人，觉得每一餐都要张罗多种食物，太麻烦，就连出门买自助餐都不愿意，可能自己随便乱煮一锅就吃一个星期，完全不讲究营养，加上一个人吃饭也寂寞，吃的量也少。

有些老年人则是因为经济比较拮据或天性节俭，舍不得花钱买比较好或多样化的食物，这也会影响其营养摄取。

除了独居和经济问题，疾病和用药也会影响老年人的胃口。据调查，台湾地区10%的老年人有咀嚼困难，牙口不好又没有适度调整食物的软硬度，自然会越吃越少。

肝病、胃肠道疾病或呼吸道疾病所带来的不适（比如腹胀或气喘），也可能让老年人没有食欲。如果行动不便，也会因此懒得去准备食物，或失去吃饭的动力，久而久之，就造成营养不良的问题。

精神疾病也会影响饮食，比如失智的老年人可能会忘记吃饭，有抑郁症的老年人可能不想吃饭，这些也可能是造成营养不良的原因。

有些老年人服用的药物有可能减少唾液分泌，让人口干舌燥、妨碍味觉，因此食欲变差。若是这种情形，可以跟医生讨论，是否需要换药或减药。

我以前有个患者，因为服用治疗尿失禁的药物导致口干，变得缺乏食欲。像这种情况，我会跟患者及其家属讨论利害关系，尿失禁的问题可以用纸尿裤解决，但老年人吃不下饭，有可能会变得很衰弱，两害相权，当然是优先处理吃饭问题。果然，我把药物一停，患者食欲就恢复正常，又吃得下饭了。

如果家里的长辈有营养不良的情况，应该努力找出让长辈吃不够、吃不好的原因，才能有效解决这个问题。

若没有特殊疾病，高龄长辈的日常饮食最好能够注意以下几点。

❶ 吃得下、吃得够、吃得对

若长辈有咀嚼、吞咽的问题，应适度调整食物的软硬度或内容，帮助长辈摄取更多营养。在分量上，也应该做到三餐都吃。此外，还需兼顾营养均衡，尤其是蛋白质的摄取，老年人不必大鱼大肉，但也不能过于粗茶淡饭。最好每日能够根据个人体重，摄取足量的蛋白质（每千克体重1～1.2克蛋白质），质地纤细又营养丰富的鱼类就是很好的选择。

❷ 若有不足，可补充营养品

针对饮食均衡的老年人，并不建议吃营养补充剂或功能食品，但如果长辈现在已经有营养不良的问题，不妨通过营养品来"补不足"，例如，三餐之后加一份营养品。

❸ 多陪伴长辈吃饭，或鼓励长辈参加共餐

老年人摄食不足的问题有时候是情绪引起的，觉得一个人吃饭没滋味，又怎能胃口大开？儿女若有余力，建议能够多陪伴长辈一起吃饭，帮助其摄取足够的营养。但以现今社会的忙碌生活状态，并不是每个家庭都能够做到时常亲自陪伴，若是如此，不妨鼓励长辈参加共餐。现在有许多社区都在推动老年人共餐。共餐的好处不仅在于"好好吃饭"，还可以鼓励长辈走出家门，跟其他人一起吃饭，增加人际交流，对其身心健康也大有帮助。

詹医师
小叮咛

老年人营养不良会影响其生活质量，不必大鱼大肉，但也不能过于粗茶淡饭，除了兼顾营养均衡，还要注意摄取足够的蛋白质。

睡眠障碍

　　杨婆婆年轻时从来没有"睡不着"的问题，那时候家里做生意很忙，还要养几个孩子，每天只要碰枕头就呼呼大睡，一觉到天亮，从来就没有失眠困扰。

　　但是退休以后，睡个好觉仿佛变成一种奢望。每天半夜两三点，杨婆婆就睡不着了，听说失眠会增加心血管疾病的风险，杨婆婆很焦虑。

　　但越是告诉自己要赶紧睡着，脑袋越是清醒，经常在床上翻来覆去，一点睡意也没有。年轻时想睡觉没时间睡，现在老了，有时间睡了却睡不着……

　　失眠，是许多老年人常常抱怨的困扰，有三成以上的老年人觉得自己有睡眠障碍。

　　不少人都认为，上了年纪就开始"失眠"，睡觉的时间好像比年轻时少很多。真是这样吗？如果你在长辈睡觉的时候录下他们的表现，通常会发现，他们其实睡着了，睡着的时间也没有少多少，那为什么他们还是会觉得自己"失眠"呢？

一般而言，老年人的睡眠时间虽然会减少，但其实并没有比年轻人少很多。老年人觉得没睡好，差别并不是睡眠时间长短，而在于睡眠品质。

随着年龄增长，"熟睡期"就会缩短，这是自然的老化现象。以前年轻时可以一觉到天亮，但老了以后就睡得比较浅，加上很多老年人有前列腺问题，或是因为某些药物有利尿作用，导致晚上睡到一半还得起床如厕，也有一些老年人有慢性咳嗽、胃食管反流、末梢循环不佳或夜里抽筋等问题，这使他们睡得更浅，所以才会觉得自己好像没有睡够。

此外，很多长辈就寝的时间会前移，越睡越早，以前晚上10点以后才睡，但上了年纪以后，可能8点就睡了，然后凌晨3点左右醒了，便没有办法再睡着，抱怨"我失眠了"。但仔细算算，晚上8点睡，凌晨3点钟起床，睡眠时间有7个小时，并不算短。

还有一些老年人，白天可能没事就打瞌睡，这些时间前前后后加起来可能就有好几个小时，人一天只需要七八个小时的睡眠，白天睡多了，晚上自然会睡不着。

这些情况严格来说都不能算"失眠"，只是长辈觉得自己"该睡觉的时间睡不着"，就误以为自己失眠了。这时，我都会解释："你不是失眠，是你的身体觉得你睡够了！"

　　如果是这一类的情形，最好能先做行为治疗，不要贸然倚靠安眠药。我的建议是，不妨先填写一两周的"睡眠日记"，记录自己每天晚上几点上床（包括在床上看书、看电视的时间）、几点起床、晚上醒来几次、每次醒来大概要多久时间才能再睡着、每天午睡或打盹的时间有多少等，盘点自己真正的睡眠状况。

　　此外，就是养成良好的睡眠卫生习惯。

　　❶ 养成每天固定就寝和起床的时间，若担心太早醒来，就不要过早就寝。有些老年人一吃完晚饭就想睡觉，可以建议他们去散散步，稍微活动一下筋骨，不但有益身心，也避免吃饱就睡。

　　❷ 白天若是劳累可以小睡，但不宜睡太久，最好控制在半小时以内，免得睡太多，晚上睡不着。有些老年人白天之所以一直打盹，是因为没事做太无聊，像这种情况，就要给自己找点事情做，培养一些兴趣，或是去运动、学东西、找老友聚会等。总之，不要让自己因为"太闲"而整日昏昏欲睡。

　　❸ 床是用来睡觉的，若老年人有睡眠障碍，尽量别在床上看书或看电视，当然如果他属于看书或看电视就想睡觉的类型，那又另当别论。

　　❹ 避免喝太多含咖啡因的饮料，尤其是过午以后，喝太多咖啡因饮料经常会让人晚上睡不着。

　　❺ 若有烦心事，把这些事情写下来，告诉自己明天醒来再处理。

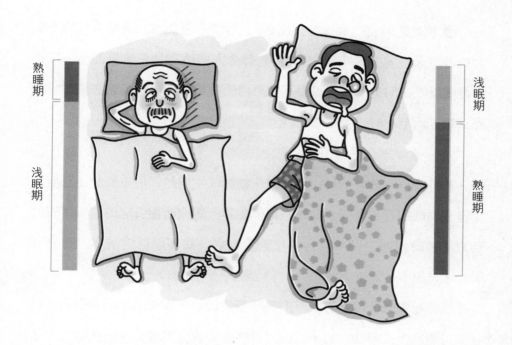

熟睡期

浅眠期

浅眠期

熟睡期

用笔把萦绕在心中的事情写下来，有助于把这些烦恼暂时搁置，免得晚上在脑海里如跑马灯一样，妨碍睡眠。

❻ 白天适度运动，对促进睡眠也很有帮助，但记得不要剧烈运动，免得适得其反。

❼ 若老年人半夜常常跑厕所，可以在床旁边放小便桶，方便如厕，免得去一趟厕所回到床上就睡意全消。此外，晚上也应避免喝太多水，降低起夜的频率。

❽ 越是把睡觉当成一种"使命"，可能会越焦虑。老年人真的不必太执着一天一定要睡满8小时，毕竟每个人的活动量和体质都不一样，需要的睡眠时间也不同，只要不觉得白天精神不济、疲倦无法消除，就算只睡五六个小时，也是够的。

若行为治疗效果不佳，再考虑药物助眠。当然，最重要的还是要找出慢性失眠的真正原因，如果是抑郁症等疾病或药物引起的，服用安眠药只能暂时治标，必须联合治疗其他疾病，并辅以行为治疗，多管齐下，才是根本的解决方法。

虽然吃安眠药可能有用，但我并不建议老年人长期服用安眠药。一方面可能产生依赖性；另一方面，有些安眠药会引发头晕、注意力不集中、记忆力下降等不良反应，还有一些药物，有些人服用后甚至可能会产生类似梦游的症状，增加跌倒或发生意外的概率，用药务必小心。

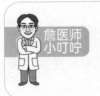 詹医师小叮咛　年龄大了，熟睡期就会缩短，这是自然的老化现象，有时不是失眠，是身体觉得你睡够了。

尿失禁

　　邹爷爷最近有点郁闷，因为这阵子已经尿裤子好几回了。想当年，自己可是个运动员，怎么一上年纪，连撒泡尿都控制不了呢？

　　这几年，邹爷爷排尿本来就有些滴滴答答，好像怎么尿都尿不干净，去年跌倒以后伤了腿，动作变慢，上厕所这档事儿就变得更艰巨了，从客厅到洗手间，明明没几步路，却变得很遥远。为了上厕所，每次都弄得狼狈万分，有时来不及，甚至就尿在裤子上了。

　　儿媳妇建议穿成人纸尿裤比较省心。邹爷爷忍不住皱眉："要我跟1岁孙儿一样穿纸尿裤？真是想到就觉得丢人！"

　　对许多老年人来说，尿失禁是一个难以启齿的问题，都一把岁数的人了，要承认自己管不住膀胱，对不少长辈来说，实在有伤尊严。我的门诊经验是，通常医生不问，患者也不会主动说出自己有尿失禁的问题，所以我们经常会主动询问长辈们是否有这方面的困扰。

尿失禁会增加褥疮、皮肤感染、尿路感染、抑郁、失眠的概率，也可能增加因为尿急而慌张跌倒、骨折的概率，若老年人有尿失禁问题，千万别害羞遮掩，要正视并好好处理这个疾病。

在65~80岁的老年人中，尿失禁多发生在女性身上，但80岁以后，男女比例相当。

尿失禁分急性和慢性，急性尿失禁通常是因为感染，移除感染因素以后就会很快痊愈，慢性尿失禁则大致可分为以下这四大类。

❶ 压力性尿失禁

由于大笑、咳嗽、运动时腹压上升，就容易不自主漏尿。女性盆底肌不稳定，或是更年期后由于缺乏雌激素，尿道与阴道的黏膜萎缩，也可能会导致压力性尿失禁。

❷ 急迫性尿失禁

因膀胱逼尿肌失调，一有尿意就忍不住，不马上尿就可能尿出来。还有一种是明明膀胱没有存多少尿液，但就是有很强烈的尿意，偏偏排尿时又没办法排干净，让患者一直处于频繁的尿意焦虑中，这都是膀胱过度活动症的表现。

❸ 充溢性尿失禁

这通常是因为男性前列腺增生，造成尿道狭窄或膀胱出口阻塞，尿液排不出去，积到最后，"堤防"就"溃堤"了。患者通常会有尿急、尿频、站很久才尿得出来、排尿排不净的症状。

除了前列腺问题，糖尿病、脊髓损伤、盆腔手术等也可能造成膀胱收缩功能减弱，导致充溢性尿失禁。此外，有些药物（比如有些抗过敏药、感冒药、安眠药、肠胃药、治疗帕金森病的药物等）的不良反应，也可能会造成尿潴留，增加充溢性尿失禁的发生率。

❹ 功能性尿失禁

老年人的膀胱、尿道等泌尿器官都是健康的，但因为脑卒中、虚弱或其他因素导致生活能力不佳，比如行动迟缓，想如厕时来不及走到厕所而失禁，这不是泌尿器官的问题，而是"心有余而力不足"。

有不少老年人是混合型尿失禁，可能同时有两种以上的尿失禁问题，要仔细厘清尿失禁的原因，才能对症处理。

若是因为感染引起的急性尿失禁，当务之急是去除感染。若是慢性尿失禁，一线治疗方式是行为治疗，而不是直接开药给患者。

若是压力性尿失禁，建议患者通过凯格尔运动锻炼盆底肌，简单来说就是"提肛"，把控制排尿的肌肉训练得更强健。

若是急迫性尿失禁或功能性尿失禁，就需要让要老年人养成"定时排尿"的习惯。假设通常是2小时左右想排尿，就提前为1小时45分或1小时先去上厕所，不要等到真的很想尿时才去尿，这样就不会因来不及而尿在裤子上，这个做法对于这两型的尿失禁都比较有效，如果可以用行为治疗解决问题，就不必吃药。

坦白说，压力性尿失禁也没有特别有效的药，如果凯格尔运动无效，就要使用纸尿裤，若不想变成"包大人"，恐怕就要考虑手术介入。治疗尿失禁的手术有传统的膀胱颈悬吊术和新式的尿道中段悬吊术。

若是急迫性尿失禁，通常使用抗乙酰胆碱类的药物，这类药物会让患者不想排尿，例如，可能本来不到1小时就想排尿，吃药以后可能3~5小时才想排尿，不过，这类药物通常会让人口干舌燥、视物模糊，所以强烈建议患者应以行为治疗为先。

倘若是前列腺增生的问题，可以服用让尿道括约肌变宽，或是让前列腺缩小的药物，但如果改善不大，就要通过外科手术治疗。

我知道很多老年人都很抗拒使用纸尿裤，一是皮肤不习惯包着纸尿裤的异物感，二是心理上的屈辱感，好像一旦穿上纸尿裤，就意味着自己生活无法自理。如果老年人行动能力还可以，白天可以尽量靠行为治疗或药物治疗，让他们自己去排尿。若老年人行动不便，或是动作比较迟缓，可以在床边放一个可移动式便盆椅，方便老年人半夜起身如厕。

　　假若起床实在不便，排尿次数又太频繁，穿纸尿裤若能帮助老年人一觉到天亮，而不用频频起夜，同时又能让照顾者轻松一点，在老年人可以接受的情况下，或许也不失为一种解决方案。

詹医师小叮咛　尿失禁会增加褥疮、皮肤感染、尿路感染、抑郁、失眠的概率，若老年人有尿失禁问题，务必要正视并好好处理。

带状疱疹

李伯伯上个月跟大儿子全家出国玩了半个多月，左邻右舍直说他好福气，有个优秀又孝顺的儿子。

这些话听在耳里，让李伯伯心里暖暖的。可不是吗？这孩子从小就贴心，娶了媳妇也没忘了老爸，想想自己的老友们，还真没几个人的儿女愿意带父母出远门旅行的。

只不过，这一趟舟车劳顿地玩下来，的确也颇折腾，为了不扫孩子的兴，不管再怎么疲倦，李伯伯还是强打精神跟儿孙们同乐。回国以后，时差调了好久也没调回来，百骸欲散，简直是累坏了。

前几天，李伯伯觉得腰间有些不对劲，刺刺痒痒的，又有点钻心的灼痛感，今天一看不得了，起了一片红彤彤的皮疹。这该不是人家说的"蛇缠腰"吧？听说要是绕身体一圈，可是会有生命危险的，怎么会这样子呢？

俗称"蛇缠腰"的疾病，医学上叫带状疱疹。

什么样的人会得带状疱疹呢？基本上，只要长过水痘，就有可能得带状疱疹。水痘痊愈以后，病毒并不是从身体内完全消失，而是潜伏在身体某些神经节上，可以把它想作是"休眠"了，当这些沉睡的病毒被再度"唤醒"时，就会出来作怪。据统计，大概有三分之一长过水痘的人会感染带状疱疹。

为什么这些本来已经"休眠"的病毒会被再度"唤醒"呢？

目前普遍认为，当免疫力比较差的时候，这些病毒就有可能再度活化。这也是为什么很多"蛇缠腰"患者都是50岁以上的人，上了年纪以后，免疫力不如年轻人，但这并不意味着年轻人就不会得，当免疫力差时（比如生病、受伤、压力等），还是有机会"中招"。大多数人终身只会发作一次，但仍有5%左右的人会复发。

带状疱疹在潜伏期时，会有刺刺痛痛的感觉，没几天就会变成密集的皮疹或丛状水疱，因为病毒是沿着神经分布的，通常只会发作在一条神经上，所以看起来像蛇一样蜿蜒成一整条。

最常发作的部位是躯干跟臀部，其他地方也可能出现。长在躯干或四肢上的，问题相对较小，让人担心的是长在面部的，这种情况我通常会建议患者住院，以免演变成脑膜炎，或是对眼睛造成永久性伤害。

　　有些老年人会问："我听人说'蛇缠腰'绕一圈就会死，真的假的？"

　　这种说法太过危言耸听。古代会有这种说法，有可能是因为患者免疫功能极度低下，让带状疱疹一发不可收，患者最后过世的真正原因，其实并不是带状疱疹，而是他自己的基础疾病。绝大多数带状疱疹患者只要好好治疗，就不必担心这些传言。

　　如果发现得早，在带状疱疹发作的头一两天，可以用抗病毒药把病情压下去，以缩短病程，原理就好像是刚得流感的48小时以内，赶快用抗病毒药可以压制病毒繁殖。但如果病情已经蔓延，再吃抗病毒药，就没有什么明显的压制力了。

　　一般来说，罹患带状疱疹以后，病毒会肆虐两三周，之后会渐渐痊愈，大多数患者只要给予止痛药、好好管理伤口避免感染，就会慢慢好转。比较麻烦的是，有些患者会有"带状疱疹后神经痛"这种后遗症，即使皮肤上的水疱都已经痊愈，患者还是会感觉持续不断的疼痛，有人形容这种痛是一种难以忍受的"抽痛"，疼痛强度因人而异，部分人甚至会痛到寝食难安甚至抑郁。

　　带状疱疹后神经痛持续的时间并不一定，有些人可能几周就好了，但也有些人会痛好几个月甚至好几年。这时就需要药物干预止痛，一线治疗会采用对乙酰氨基酚之类的止痛药，若是无效，可能就要动用治疗神经痛的药，比如抗癫痫、抗痉挛等用来治疗大脑异常放电的药物，有些情况也可能要给予抗抑郁药或安眠药。

正因为带状疱疹后神经痛是如此难缠，建议凡是得过水痘的老年人赶紧去接种带状疱疹疫苗。虽说疫苗也不是100%就会产生保护力，但目前第二代疫苗已经可以降低90%的发生率，就算接种过疫苗还是"不幸中招"，也可以降低70%带状疱疹后神经痛的发生率，接种绝对比不接种要保险些。

詹医师
小叮咛

只要长过水痘，就有可能得带状疱疹，所以建议得过水痘的老年人赶紧接种带状疱疹疫苗，降低带状疱疹发病率及带状疱疹后神经痛的发生率。

肌肉骨骼常见疾病：退行性骨关节炎、痛风与自身免疫病

秋香阿姨原本是个勤快的老人，每天都会到三楼阳台晾衣服、到四楼读读书。但是这些年，她越来越讨厌做这些事情，理由是：她的膝盖不堪负荷，走路时痛，爬楼梯更痛，别说是爬到三四楼去晾衣服或读书了，就连去二楼卧室睡觉，她都觉得辛苦。

其实这种疼痛好几年前就已经出现了，只是当时还没有痛到这种程度，加上秋香阿姨很怕侵入式治疗，万一医生说要开刀，那就太可怕了。

但是，这段时间以来，膝盖痛已经严重影响她的生活，甚至连走路都变得一颠一跛。秋香阿姨硬着头皮去看医生，由于实在拖太久，就算给予止痛药也只能暂时缓解，最后还是换了人工关节。医生风趣地安抚秋香阿姨："您身体不错，就像一台汽车，现在只是'轮子'坏掉而已，换完'轮子'还可以继续开很久。"

　　肌肉骨骼疾病大致可分为两大类：局部病变和全身炎症性疾病。

　　我们先谈谈局部病变。跟其他前期不痛不痒、没有明显症状的慢性病相比，局部关节疾病的症状相当明显，那就是痛。

　　退行性骨关节炎是老年人最常见的一种局部关节骨骼病变，一半以上的老年人有这个困扰。

　　为什么会这样呢？打个比方来说，这就像是机器用久会折旧一样，老年人的关节软骨长年使用，随着年龄增长渐渐磨损、退化，最后两边的关节因为缺乏软骨缓冲，一直互相摩擦，久了就会发炎疼痛。不过，近年来的研究发现，骨关节炎也与免疫相关，不完全是退化所致。

　　初期，疼痛感可能很轻微，只会比较僵硬，动的时候有一种咔咔声，蹲、坐或站起来时会觉得酸痛，但是当关节破坏严重，开始发炎，就会有红肿热痛的反应，甚至可能会积液。

　　骨关节炎的疼痛颇折磨人，有些患者是痛到举步维艰、夜不能眠，但有些人似乎天生特别能忍痛，竟然可以撑很多年才来看，拍X光片，发现膝盖软骨几乎都不见了，一旦到这种程度，只能做手术。真心奉劝各位长辈，面对疼痛，千万不要"戒急用忍"，因为关节一痛，就会本能地尽量避免活动，久而久之，会造成肌肉萎缩，若继续放任不管，最后可能连行动都成问题。

　　当骨关节炎急性发作时，多动无益，此时要多休息，这期间的头号治疗目标是止痛——可以通过冰敷，以及止痛药、类固醇药等来改善疼痛与发炎的状况。若有关节积液问题，在积液不多的情况下，可以靠药物和康复，让身体慢慢吸收；但要是积液太多，就必须把积液抽出来。

在止痛药方面，一线用药是对乙酰氨基酚，这是相对安全的用药。二线用药，则是非甾体类抗炎药，但因为这类药对肝肾功能有要求，医生用药会比较谨慎。若情况实在严重，医生才会考虑用三线止痛药，也就是吗啡类药物。

急性发炎若是处置得当，几天内就可以有明显改善，进入亚急性期，有些人以为还是尽可能少动比较好，但其实只要不是急性期，康复跟运动就格外重要。康复的目的不是让已经磨损的软骨长回来，而是为了训练关节附近的肌肉，帮助稳固关节。此外，热敷、水疗、超声等物理治疗也能增加局部血液循环，帮助受伤组织康复。

有些老年人有点迷惘，医生怎么一下子叫他不要动，一下子又要他多动，到底标准是什么？又该怎么动？关于这一点，可以跟康复科医师和物理治疗师讨论，让治疗师根据患者的状况，指导其该如何正确运动。

针对轻中度的骨关节炎，医生也可能会采用关节内注射透明质酸的方式治疗，透明质酸是人体膝关节里本来就存在的物质，在膝关节中打入透明质酸可以提高对关节的保护力，并减轻疼痛。做完一个疗程，效果可以持续5~13周。随着剂型的更新，透明质酸已经可以6个月打一次，减少了侵入性注射的次数。近年来，富血小板血浆技术也用于治疗骨关节炎。

如果关节实在破坏得太严重，注射透明质酸作用就不大了，可以考虑外科手术，置换人工关节。通常置换完，患者的行动能力和生活功能就会大幅改善，但要注意的是，术后一定要遵照医嘱认真康复，不要因为怕痛就不愿意动，这样反而会造成患处结痂挛缩，影响人工关节的灵活度。

至于康复后的日常运动保健，健走是一个不错的方式，这种运动通常不会带来运动损伤，还可以强化心肺功能，老年人可以根据自己的实际情况，每天分多次走一小段时间，活动一下筋骨。

营养补充剂真的能维持骨力吗

关于骨关节炎，我最常被患者问到的问题之一就是："我是不是应该吃营养补充剂（比如葡糖胺、软骨素之类的补充剂）啊?"

詹医师
小叮咛

骨关节炎急性发作时，多动无益，此时要多休息，通过冰敷，以及止痛药、类固醇药等来改善疼痛与发炎的状况。

关于这一点，我的回答是：如果老年人真的很想试，那就吃吧，但是，不必抱持过高的期待。

研究发现，服用葡糖胺、软骨素可以稍稍降低疼痛感，但是，并不具有临床意义。养生有时候像一种信仰，反正这些东西也没太多不良反应，长辈若坚信吃这些有用，那也不必泼他冷水。

痛风患者须控制饮食

除了退行性骨关节炎，痛风也是引起老年人关节疼痛的常见原因。

严格来说，痛风应该算是全身性的问题，而不是局部的。痛风是体内的嘌呤代谢异常，导致高尿酸血症[1]，使得尿酸结晶堆积在关节，造成关节炎，引发关节肿胀、变形及疼痛，当尿酸持续堆积在关节，形成结晶，有时可能会大如卵石，所以又称为痛风石。

跟退行性骨关节炎急性发作时一样，急性痛风发作的头号目标就是止痛、控制炎症。一线用药除了秋水仙碱，还有非甾体类抗炎药，可以快速控制炎症。若多个关节同时发作，医生也可能会开短期、大量的口服类固醇，赶紧把炎症压下去。

---

1 嘌呤这种含氮物质，会经由肝脏代谢形成尿酸，最后由肾脏排出体外。男性及女性，非同日2次空腹血尿酸水平超过420微摩/升，便称为高尿酸血症。

如果痛风发作频率实在太高、痛风石很大而无法顺利代谢或已经有肾结石，可能就要服用降尿酸药物，帮助身体把尿酸排出，或是减少尿酸的生成。

有别于高血压、糖尿病之类的慢性病，痛风并不是非得长期吃药的疾病。若饮食控制得宜，痛风缓解期是可以不用吃药的。

有痛风问题的老年人，日常生活保健最要紧的就是忌口。要戒酒，并执行低嘌呤饮食，一些高嘌呤食物如老汤、动物内脏、畜禽肉、海鲜、豆类等，都不可吃太多，以减少尿酸堆积。

我们偶尔会收到一些急性痛风发作的病例，大多是因为喝喜酒或是父亲节、母亲节跟儿女一起吃大餐庆祝后，就乐极生悲。要忌口确实不容易，毕竟高嘌呤食物特别诱人，但若有痛风问题，一定不能只为口腹之欲。

此外，过胖的老年人也容易患高尿酸血症，虽然我前面说过，老年人没必要刻意减肥，但如果体重过重，就该适度减重，以改善病情。

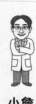

詹医师小叮咛

有痛风问题的老年人，最要紧的是忌口，要戒酒，并执行低嘌呤饮食，老汤、动物内脏、畜禽肉、海鲜、豆类等都不可多吃，以减少尿酸堆积。

友军倒戈相向的自身免疫病

除了退行、痛风等原因，全身性的风湿免疫病也会造成骨骼肌或软组织的病变。

这里讲的"风湿"跟老一辈认知的"风湿"不大一样，后者是指一遇到天气变化会腰酸背痛的普通筋骨毛病；前者则是一种因自身免疫问题所致的疾病。

在前文"免疫系统"中我提到过，人上了年纪以后，免疫有时会"窝里反"，原本应该捍卫我们身体的"友军"竟然倒戈相向，自己打自己，从而演变成类风湿性关节炎、红斑狼疮、干燥综合征等自身免疫病。不过，这些自身免疫病也不是老年人的"专利"，年轻人也会得。

老年人主诉的症状通常是早上起床时，肌肉很僵硬、疼痛（即所谓的"晨僵"）。

一般人早上起来偶尔也会觉得身体有些僵硬，但通常不会持续太久，而自身免疫病患者的晨僵问题比较严重，僵硬、疼痛持续的时间有可能长达数十分钟甚至1小时以上。除了关节问题，患者也常抱怨会倦怠、发热、食欲不振、体重莫名减轻等。

如果老年人的症状经过评估不像是一般的退行性关节炎，我就会把患者转到风湿免疫科，医生会安排患者做详细的血液检查，确认是哪一类的自身免疫病，再给予不同的治疗。

　　要治疗这类会攻击关节的自身免疫病，除了给予抗炎止痛药，也可能会使用类固醇、免疫抑制剂、生物制剂，甚至还有小分子的靶向药物等。除了药物治疗，也会搭配物理治疗与运动治疗，治疗目标是尽量控制关节炎症，以免关节继续变形。这部分细节，适合由风湿免疫科医生判断，在此我就不赘述了。

癌症

　　刚过完七十大寿的罗爷爷，因为久咳不愈，觉得有点不对劲去看医生，医生建议他做个肺部的低剂量电脑断层扫描（LDCT），做完检查，竟查出罗爷爷肺部有类似结节的东西，穿刺活检后，竟然是恶性肿瘤……

　　这对向来健朗的罗爷爷来说，简直是晴天霹雳！癌症，那不是绝症吗？不都说人生七十才开始，怎么自己才过完七十岁生日，就离大限之期不远了呢？他还想跟老伴环游世界、想看最疼爱的小孙女长大成人啊！

　　看罗爷爷失魂落魄的样子，医生连忙安慰："罗爷爷，别慌，这才一期，以您的身体状况，有很大机会可以康复，您的人生还长着呢！"

　　除了少数癌症，大部分癌症都是年龄越大，罹患的概率越大。

　　为什么呢？这得从癌症形成的过程讲起。

人体正常细胞的分裂应该是恒定的，花开花谢自有时，但在这大批中规中矩的"良民"中，会有些不乖的突变细胞脱离控制，变成力量超群的"超级细胞"，可以异常增殖。理想的情况下，免疫系统的"杀手细胞"会吞噬这些想造反的"流氓"，但如果杀手细胞又因故失灵了，这些突变的坏细胞就会失控、蔓延，在身体里攻城略地，跟正常组织争夺养分，形成癌症。

造成细胞突变的原因很多，可能是基因缺陷，也可能是外在不良因素（比如长期接触致癌物），但总之，癌症的发展是需要时间的，正常细胞通常要经过多次突变才会变成癌细胞，人活得越久，细胞分裂出错的概率也越大，加上负责"维稳"的杀手细胞又没有年轻时这么敏锐剽悍，两个不利因素加起来，也就使老年人更容易患癌。

很多人会觉得，以前好像没听说有这么多人得癌症，怎么现在癌症好像变得"普遍"了？是因为污染太多，环境变差？还是黑心食品吃太多？

这些外在因素当然可能影响患癌概率，但以前的人寿命也没这么长，可能还来不及活到细胞失控就与世长辞了，哪有机会得癌症？而现代人活到八九十岁的比比皆是，这么漫长的时间里，要维持细胞分裂完全准确无误不失控，实在是很困难。

癌症非绝症，而是预后较差的慢性病

我不是肿瘤专科的医生，在此我不会详述每种癌症，但我会跟读者分享一些老年癌症的基本观念。

第一个观念就是：别把癌症当绝症。

一直到今天，还是有很多患者"谈癌色变"，觉得癌症就是绝症，一听到自己或亲友患癌，就觉得离永别之日不远。

以前，癌症确实是一个极为棘手的难治之症，所以才会被视为绝症，但是，以现在的医药技术，癌症不再是绝症，也不是只有少数人才会得的病，寿命越长，就越难以避免。

得癌症当然不是什么好事，但是，也绝对不是世界末日，有的癌症若是早期发现，治愈率并不低。即使不是初期，经过治疗，很多人还是可以继续活得好好的。2002年时，我母亲得了乳腺癌，经过手术、放疗与化疗，她成功痊愈，现在已经过了十多年，也很幸运地没有复发。

我希望大家改变癌症就是绝症的老观念，要把癌症当成一种慢性病，只是这种慢性病预后比较差。若无法彻底消灭它，至少可以设法与它继续和平共处。

要不要积极治疗

第二个观念是：对老年癌症患者和年轻癌症患者进行治疗的考量是不一样的。

对年轻患者进行治疗时，通常是比较积极的，除恶务尽，以消灭癌症为目标。但是对老年患者进行治疗时，要考虑三件事：第一，老年人的平均余命；第二，目前癌症的进程到哪个阶段；第三，老年人的虚弱程度。

我母亲得乳腺癌时是五十几岁，还算年轻，所以当时的治疗方向也是比较积极的。但如果是一个快九十岁的老年人发现患癌，治疗方案就会完全不同。

如果老年人身体硬朗，比较好的情况是可以再活七八年，但如果健康状况一般或不佳，有可能三五年甚至更短时间就过世，此时若还是"除恶务尽"地治疗癌症，一来老年人受尽折磨，二来治疗过程带来的死亡风险可能更大。

因此，若这位老人家已经是风烛残年，平均余命不长，可以直接考虑缓和医疗，不做积极治疗，甚至连侵入式检查也不必做。

不是只有癌症晚期才会选择保守性治疗，有些老年人得的癌症可能是初期的，但因为癌症发展进程很慢（比如前列腺癌），有的可能要历时十年，但老年人若已经是高龄，想来应无另一个十年，又何必白折腾？

听我这么一说，有人会忍不住担心："难道老年人得了癌症就放任不管，直接放弃治疗吗？"

不，我们从不会放弃患者，我们只是以患者的最大利益为首要考量。我们老年科会针对老年人的生理、心理状况（是否有抑郁、失智等）以及生活能力（生活能否自理），甚至社会支持等方面，给予全面的评估，再来跟患者及家属讨论治疗的积极度。

如果是相对健康的长者，除了癌症以外，其他条件都不错，就可以当作年轻人一样治疗，该做的手术、化疗、放疗等都做，目标是根治。

但如果是比较衰弱的长者，我们就会倾向支持疗法，即便要做化疗等，也会调低强度，虽说这样会影响效果，但此时的治疗目标可能不是根绝癌症，而是与癌症和平共处。

倘若老年人是因为其他疾病或是体能问题，不适合马上接受手术、化疗等积极治疗，则可以先将其他疾病、体能等问题处理妥善，再进行比较积极的治疗。

　　我们老年科在进行治疗之前，要衡量所有条件，评估患者适合做什么强度的治疗。拿化疗来说，这位老年人到底是适合密集化疗，还是间歇化疗，又或者只适合非常缓和的方式？

　　总而言之，制订老年癌症患者的治疗方案，一定要把他们的生活品质也考虑进来，若只剩下短暂余生，与其在辛苦的治疗中度过，不如让长辈选择更舒心的方式。

　　不过，我们只能"把关"，最后决定权仍然在患者手中。

　　我曾遇到年龄还不算太大，身体也还承受得住，但是决定不做任何积极治疗的患者，坚持不做手术，也不做化疗、放疗等。但也有些患者意志坚定，不管怎样都决定要与病魔放手一搏。

　　我们做医生的，就是把评估后的各种选项列给患者，至于患者最后如何决定，我们必须予以尊重。

身体与心理的需求都要照顾到

　　癌症的治疗，第一阶段一般是外科手术，之后再进行化疗或放疗。不同医院有不同做法，以肺癌为例，有些医院是胸外科做完手术，就留在原科室继续做后续治疗，但有些医院则是做完手术后，转到肿瘤科去做化疗。

　　化疗期间，患者会比较虚弱，平时护理一定要预防感染，尽量减少出入公共场所，避免被传染。每天都要定时监测体温，若是高热不退，不要自己乱买退烧药吃，必须立刻复诊。

由于化疗的不良反应，很多老年人会吃不下东西，即使如此，仍要尽可能补充足够的热量跟营养，避免变得太虚弱。如果因为口腔溃疡难以吞咽，就要设法调整食物的温度和质地。但也不必怕东怕西，觉得某些食物"不健康"，会"养肥癌细胞"而忌口。在这种非常时期，只要愿意吃、吃得下，想吃什么就让他吃，不过，因为化疗患者免疫力比较差，最好避免吃生鱼片、生菜沙拉之类的生食。

虽说癌症今日已非不治之症，但对于患癌者本人来说，仍会造成相当大的身心冲击，面对疾病的威胁，难以调适导致抑郁的患者也不少。所以在照顾长辈身体复原的同时，也要注意其心理健康，若长辈情绪一直郁郁寡欢，最好能寻求老年科或精神科医生的协助。

詹医师小叮咛　要以患者的最大利益为首要考量，全面评估其生理、心理状况及生活能力，甚至社会支持等方面，再来讨论治疗的积极度。

后记1
如果还有明天：谈预立医疗决定

如果还有明天，你想怎样装扮你的脸？

如果没有明天，要怎么说再见？

1990年，医生告诉患癌的摇滚歌手薛岳，他只有半年寿命，在病逝之前，他发行了《生老病死》这张专辑，演唱会上他用最后的生命唱出《如果还有明天》这首脍炙人口的歌曲，后来也被各位歌手重新诠释。

这首歌的歌词，或许也是许多子女曾想要问老爸老妈的问题，如果有一天，有可能要永远说再见，他们想要怎么说再见？

但是这个问题，总是话到嘴边，却说不出口。怕说出来，爸妈是否会觉得伤感，仿佛在提醒他们人生已经时日无多……

中国人，总选择避谈生死。在国外，大家对此好像没那么多忌讳。多年前，我还在美国当住院医生时，患者只要是意识清楚的成年人，医生就会问他要不要签DNR（Do Not Resuscitate，拒绝心肺复苏术），这个步骤几乎成为一个标准程序。所以我刚回台湾时，也会习惯性地问患者这个问题，有些患者就会板起脸跟我说："你是要触我霉头吗？"

现在很不一样了，多数患者都可以接受医生问他想不想签DNR，如果还是觉得不自在，医生也会跟他沟通，告诉他，之所以讨论这些，是因为这是患者的重要权利，患者有权知道。经过沟通后，绝大多数老年人都可以理解。

据我观察，老年人是否抗拒谈论生死，跟他所处的时代有关。高龄老人可能比较忌讳，或是根本就没有想到要去规划，于是交由子孙全权处理。

可是在我爸妈这个年代，也就是现在六七十岁的长辈，他们其实很有主见，不少人都会自己预先规划，希望提前准备，身后事都想过了，还怕谈什么医疗决定吗？

所以，真的不用"预设"长辈会忌讳谈生死，就刻意避谈这些问题，也许他们心里早就已经想过这些事情，只是没有特别拿出来谈，或是缺一个机会，开诚布公地跟儿女们聊。

要不要救，患者说了算

现在对于维护患者临终的尊严，有更周到全面的设计，相比以前要谈的内容可能较多，所以得花更多心力跟长辈解释。

以前，患者若签署了相关医疗抉择意愿书，在判定为晚期时，可拒绝心肺复苏术、维生医疗和接受安宁缓和医疗，也就是大家讲的"要不要签DNR"，或者讲得更直白点"要不要放弃急救。"

而现在要谈的则是"预立医疗决定"（Advance Directive, AD），这跟DNR有何不同呢？在这里，我们仅谈最主要的两大不同。

首先，是"适用对象"。

DNR适用的对象是"晚期患者"，而AD适用对象则扩大为以下五类。

❶ 晚期患者；

❷ 不可逆转之昏迷；

❸ 永久植物人；

❹ 极重度痴呆；

❺ 其他重症，须同时符合以下三要素：痛苦难以忍受；疾病无法治愈；无其他合适解决方法。

其次，就是"拒绝的介入范围"。

在判定为晚期患者时，签DNR可以拒绝心肺复苏术、维生医疗和接受安宁缓和医疗；而AD则让患者在心肺复苏术以外，还可以选择接受、拒绝或撤除"维持生命治疗、人工营养及流体喂养"的医疗选项。

若真到那一刻，不只是可以拒绝插管、电击、心脏按压，也可以拒绝采用体外膜氧合（ECMO）、呼吸机、透析、输血等，就连静脉注射、鼻胃管、胃造口等人工营养方式也可以统统不要。

如果之前没讨论过这种问题，当长辈走到生命最后一程，对子女来说，要选择是否帮其插管、电击、用ECMO或其他维生仪器，可能还容易一点。但若只是长辈无法进食，要选择不帮长辈插鼻胃管或用胃造口延命，实在是个颇为艰难的决定，好像如此做，就是打算要"活活饿死"自己的至亲似的，若是此时还有其他亲友七嘴八舌批评儿孙不孝，压力就更大了。

但如果清楚知道这是长辈"自己的意愿"，患者本人说了算，就比较容易过这一关。

老年人或许会担心，如果自己选择"统统不要"，那万一自己明明没这么严重，会不会就被"随便放弃"？

为慎重起见，要判断是否符合上述那五项适应情境，都必须经过两位专科医生确诊，并经缓和医疗团队至少两次确认才行，一定会慎重处理。

须经过预立医疗照护计划

因为事涉生死，事关重大，要预立医疗决定，可不是大家在客厅口头讲一讲，就可以"签字画押"了，还必须先去做"预立医疗照护计划"（Advance Care Planning，ACP）才行。

意愿人（就是长辈本人）需要跟医疗服务提供者（医生、护师、护工等）、亲属，或是医疗委任代理人等其他相关人士，一起讨论如果将来发生什么重大意外，或是生重病时，自己到底想要接受或拒绝哪些维生医疗、人工营养等医疗选择。

　　从医多年，在患者临终的病榻前，我看过无数的眼泪，也看过无数的混乱甚至难堪，无论做了多少心理准备，要说再见还是太难，更何况，很多情况根本措手不及，又怎能怪家属无法放手？

　　如果我们可以早一点做准备、早一点聊一聊，也许到了那一刻，纵使悲恸，但至少明确知道我们所爱的人是怎么想的，日后会少一点后悔、少一点遗憾。

　　就如《如果还有明天》的歌词所写的："如果你看出我的迟疑，是不是你也想要问我，究竟有多少事没有做？"

　　也许身为子女的我们，应该趁着"还有明天"时，"要把握每次感动"，在爸妈仍然神志清晰的时候，与他们好好谈一谈：当告别的那一天来临，亲爱的爸爸妈妈，你们想要怎么说再见？

詹医师
小叮咛

"预立医疗决定"可以在你遭遇重大意外或生重病时，让家人及医疗机构知道你想接受或拒绝哪些医疗行为，说再见太难，但可以减少彼此的后悔及遗憾。

后记2
请记得，那无限好的美丽夕阳

几年前，日本有一本书很畅销，书名很长，而且让人震惊，叫作《别以为还有20年，你跟父母相处的时间其实只剩下55天》。

为什么会取这种书名呢？这是该书策划人中岛大辅的顿悟。

他长年在外地工作，就跟大多数背井离乡讨生活的人一样，只有逢年过节才会返乡团聚，每次待6天左右，但一天中，实际能跟父母相处的时间恐怕还不到半天。

有一天，中岛大辅突然想到，自己的父母已经过了60岁生日，假设他们可以活到80岁，以一年返乡6天，每天跟父母相处11小时计算，20乘以6，再乘以11（半天不到的实际相处时间），总共是1320小时，除以24，换算起来，只有短短55天！

我们总有种错觉，以为自己跟父母还有很长的时间可以相聚、可以一起创造回忆，其实时间一直在倒数。

而我们每天忙于工作、忙于养育子女，有时候，可能根本就忘了要多关心长辈。

很多人甚至没有意识到父母已经逐渐老去，可能印象还停留在父母身强体壮时，他们有力气吃饭、生活、照顾孩子，但事实上，他们的身心状态已经逐渐在转变。

我希望这本书不只是一本保健书，更是一个温暖的提醒，提醒为人子女的我们，爱要及时、关心要及时。

我的工作一直都非常忙碌。一有机会，我下班回家都会去我妈那儿跟她聊两句，虽然我回家经常已经晚了，能聊的时间可能也很有限，但我已经养成习惯，如果晚上11点还没到我妈那里"请安"，我妈就会打电话来追问我人在哪里，我们院里还有同事戏称我是医院"最老的妈宝"。

对于这个称号，我倒是觉得，一个人到年近半百的岁数，还有机会做"妈宝"，也是件值得感恩的事。毕竟，我辈中年人能够继续做"爸宝""妈宝"的日子真的所剩不多了。

大家读到这里是不是有点惆怅？不过，我这本书倒不是想撩起大家感伤的情绪，我出这本书的初衷，是想帮助每一位长者都能够享受一个岁月静好的康乐晚年。

虽然已经近黄昏，但是夕阳可以无限好。

生老病死，是我们无法改变的生命定律，但是至少可以尽我们所能，让"生"充实快乐、"老"从容优雅，并将"病"可能带来的干扰与苦恼降至最低，最后，在转身谢幕告别时，能够了无遗憾。

同时，希望本书对现在还正值青壮年的我们，也是一个"预习"的教材，让我们提前一窥老后的世界，未雨绸缪，为自己预约一个美好的银发岁月。

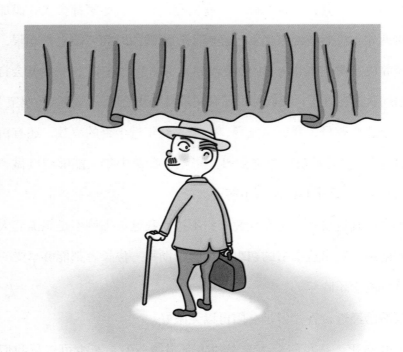